Dr R. CHARBONNEAU

Contribution à l'étude

des Fractures

de l'Extrémité inférieure

du Fémur

LYON. — IMP. A. REY

CONTRIBUTION A L'ÉTUDE

DES

FRACTURES DE L'EXTRÉMITÉ INFÉRIEURE

DU FÉMUR

CONTRIBUTION A L'ÉTUDE

DES

FRACTURES DE L'EXTRÉMITÉ INFÉRIEURE

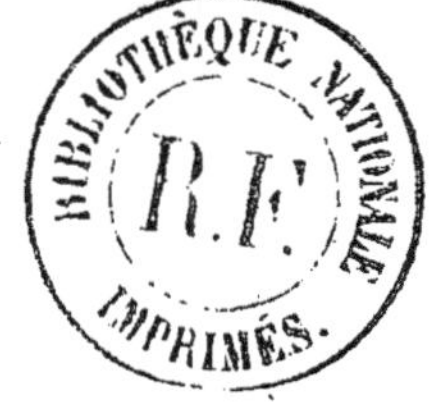

DU FÉMUR

PAR

Le Dr René CHARBONNEAU

LYON

A REY & Cie, IMPRIMEURS-ÉDITEURS DE L'UNIVERSITE
4, RUE GENTIL, 4

1902

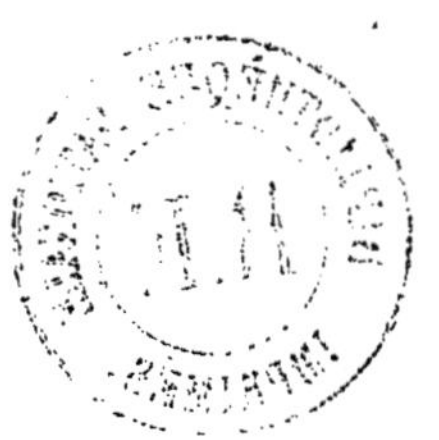

A MON PÈRE ET A MA MÈRE

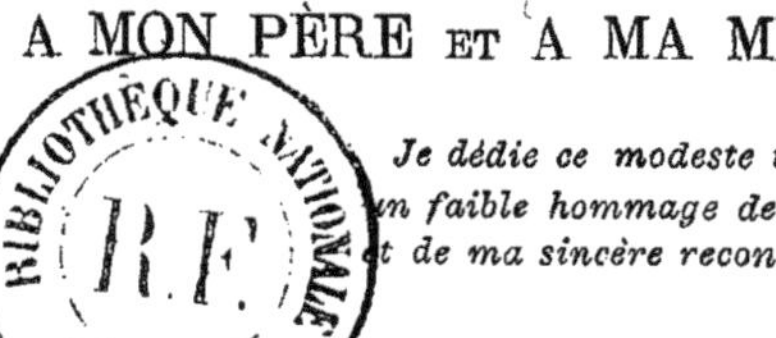

Je dédie ce modeste travail comme un faible hommage de mon affection et de ma sincère reconnaissance.

A MES FRÈRES ET SŒURS

A TOUS MES PARENTS

A TOUS CEUX QUI ME SONT CHERS

Ils voudront bien se reconnaître ici.

A M. LE MÉDECIN-MAJOR DE 1re CLASSE BATUT

Répétiteur à l'École du Service de Santé Militaire,
Chevalier de la Légion d'honneur.

INTRODUCTION

Durant les derniers mois de notre stage hospitalier, nous avons eu l'occasion de voir quelques cas de fractures de l'extrémité inférieure du fémur, soit dans le service de M. le professeur Poncet, soit dans celui de M. le professeur agrégé Bérard. Dans deux de ces cas, qui étaient des fractures sus et intercondyliennes, la guérison fut satisfaisante, les blessés recouvrèrent a peu près l'usage de leur membre. Nous avons été frappé de ces résultats, étant donné la gravité des lésions et la fréquence des complications. Quelques pièces pathologiques de fractures semblables, mises à notre disposition, par M. le médecin-major Batut, nous ont permis de constater de visu quelques unes de ces complications. Enfin, tout dernièrement, nous avons eu la bonne fortune de pouvoir recueillir dans le service de M. le médecin-major Batut, à l'hôpital militaire Desgenettes, une observation de fracture en T de l'extrémité inférieure du fémur, actuellement en bonne voie de guérison et qui est intéressante à plus d'un titre.

Des résultats si dissemblables attirèrent notre attention et, sur les conseils de M. le médecin-major Batut, nous n'avons pas hésité à prendre comme sujet de notre thèse inaugurale, l'étude des fractures de l'extrémité inférieure du fémur.

La question n'est pas nouvelle, car depuis les remarquables travaux de Trélat, l'étude de ces fractures est entrée dans le domaine classique et a pris sa place dans les traités de pathologie externe ; aussi, n'avons-nous point la prétention d'y apporter quelque chose de nouveau, nous tâcherons seulement de donner une idée exacte de la question, en nous arrêtant surtout sur les complications.

Nous étudierons l'étiologie, la pathogénie, l'anatomie pathologique, la symptomatologie et le diagnostic de ces fractures ; nous aborderons ensuite l'étude des complications, du pronostic et du traitement.

Avant de commencer ce modeste travail, nous voulons adresser à M. le médecin-major Batut nos sincères remerciements. Quand nous étions son élève, nous avions pu apprécier la valeur de son enseignement scientifique et sa bonté, et si nous avons eu recours à son obligeance, c'est que nous étions sûr de trouver auprès de lui le meilleur accueil. Nous n'avons pas été déçu. M. le médecin-major Batut ne nous a pas épargné ses conseils autorisés, il a mis à notre entière disposition ses observations personnelles, des radiographies et des pièces anatomiques, qui nous ont été d'une grande utilité; nous ne saurions trop l'en remercier.

A M. le médecin principal de première classe Hannequin et à M. le médecin-major de première classe Boisson, nous tenons à adresser l'expression de notre gratitude, pour les soins qu'ils nous ont prodigués tant à l'hopital militaire qu'à l'infirmerie de l'Ecole.

CONTRIBUTION A L'ÉTUDE

DES

FRACTURES DE L'EXTRÉMITÉ INFÉRIEURE DU FÉMUR

CHAPITRE PREMIER

ÉTIOLOGIE — PATHOGÉNIE

Contrairementà la règle générale, posée par Hamilton, d'après laquelle, dans les os longs, c'est l'extrémité inférieure qui se fracture le plus souvent, les fractures de l'extrémité inférieure du fémur sont relativement rares. Sur un total de 236 fractures du fémur, Hamilton n'en a relevé que 36 intéressant le tiers inférieur. Nous n'en trouvons que 38 sur les 322 cas réunis par E. Hyde et Malgaigne, encore moins heureux, n'a pu en relever que 5 sur 3o8 fractures du fémur qu'il a eu occasion d'observer.

Avant d'aborder l'étiologie de ces fractures, il importe d'être bien fixé sur ce que l'on entend par « extrémité inférieure du fémur ». Laugier et Follin considèrent comme fracture de l'extrémité inférieure du fémur, toute fracture qui ne siège pas au delà de trois ou quatre centimètres au-dessus de la trochlée fémorale ; Molgaigne accorde ce nom à toute fracture ne siégeant pas au-delà cinq ou six centimètres au-dessus de la pointe de la rotule. Avec Duplay et Reclus, nous croyons devoir confondre en une seule et même description les fractures condyliennes à proprement parler et les fractures du tiers inférieur; non seulement parce que leurs symptômes se confondent, mais parce que leurs rapports anatomiques les exposent aux mêmes complications et que le voisinage de l'articulation impose à leur pronostic et à leur traitement des indications analogues.

On divise les fractures de l'extrémité inférieure du fémur en trois variétés :

a) Fractures sus-condyliennes.

b) Fractures monocondyliennes.

c) Fractures à la fois sus et intercondyliennes, fractures en T ou en Y, selon les cas.

Nous n'étudierons ni le décollement épiphysaire, ni la fracture par armes à feu.

Quelques données étiologiques générales sont communes à ces trois variétés de fractures. Si les fractures du col sont plus fréquentes chez les vieillards et les femmes, celles de l'extrémité inférieure se rencontrent de préférence chez les adultes du sexe masculin. Suivant Ricandl (in thèse de Toulouse, 1895), les fractures sus et intercondyliennes se rencontreraient à un âge moins avancé : en moyenne vers vingt-huit ans, tandis que la moyenne serait de quarante-cinq ans pour les fracture sus-condyliennes et quarante et un ans pour les monocondyliennes.

Les auteurs d'accord sur ces points de détail le sont moins sur le mécanisme des fractures. Les uns avec Malgaigne, leur reconnaissent presque exclusivement une cause directe, choc violent, coup de pied de cheval, passage d'une roue de voiture, etc. Les autres, et parmi eux, Bousquet, Cooper, Hamilton, les croient toujours produites par une cause indirecte. En analysant une série de 33 fractures de l'extrémité inférieure du fémur, Trelat en a trouvé 21 par chute sur les genoux, 2 par chute sur les pieds, 3 par arrachement, 7 seulement étaient dues à un broiement ou à une cause inconnue. Hamilton, de l'examen de 200 de ces fractures, avait conclu qu'elles résultaient de chutes sur les genoux ou sur les pieds.

Il est intéressant de savoir comment une chute sur les pieds ou les genoux peut déterminer une fracture de l'extrémité inférieure du fémur. Dans une chute sur les pieds, on admet qu'il y a un tassement, un écrasement; les condyles fémoraux sont en quelque sorte comprimés violemment entre les plateaux du tibia et le corps du fémur, la fracture se fait au-dessus des condyles. Pour une chute sur les genoux, pour certains auteurs, c'est le rotule qui transmet au fémur la puissance fracturante, et pénétrant entre les condyles à la façon de la lame d'un couteau, le fait éclater. Trélat a montré que ce ne pouvait être la rotule, parce que celle-ci est presque toujours indemne dans ces sortes de fractures, et qu'elle touche à peine le sol quand la jambe est fléchie à angle droit sur la cuisse. Pour lui, ce sont les condyles du tibia eux-mêmes qui transmettent au fémur la puissance fracturante; sous l'influence de cette puissance, ce dernier tend à s'incurver et se brise.

Les opinions des auteurs que nous avons cités à propos des causes de ces fractures sont certainement trop exclusives. Il résulte des observations que nous avons rassemblées dans notre thèse, que ces fractures reconnaissent pour origine une cause directe ou une cause indirecte, avec prédominance de l'une ou de l'autre suivant la variété.

Dans les cas de fractures sus-condyliennes, les deux mécanismes semblent possibles. Ricaud, sur 13 fractures de ce genre a trouvé la cause directe incriminée 5 fois, la cause indirecte 8 fois. Sur 13 observations de fractures sus-condyliennes dont le mécanisme nous est connu, nous en avons trouvé 7 par cause directe et 6 par cause indirecte.

Les fractures monocondyliennes seraient toujours de cause directe pour Bouilly. C'est à peine si l'on trouve quelques cas de cause indirecte ; elles peuvent être consécutives à une chute sur le genou ou à un brusque mouvement de torsion, mais quel que soit leur mode de production, leur mécanisme est presque toujours le même. L'arrachement d'un condyle par le ligament latéral interne ou externe dont la résistance est supérieure à celle du tissu spongieux. La seule fracture monocondylienne que nous citons est précisément produite par arrachement.

Dans les fractures intercondyliennes, si la cause directe intervient quelquefois, elle est beaucoup plus rare que la cause indirecte. Sur 7 observations de ce genre de fractures, nous avons trouvé 5 fois la cause indirecte et une fois seulement la cause directe, dans l'autre cas le mécanisme est incertain. Ces fractures résultent donc presque toujours d'une chute sur les pieds ou sur les genoux en flexion. La fracture sus-condylienne se fait la première par contre-coup et le fragment supérieur continuant sa route en bas pénètre entre les condyles et les fait éclater. Duret, dans le *Bulletin de la Société de biologie de 1876* a donné l'explication de ce mécanisme. Pour lui, l'extrémité inférieure du fémur est formée de trois cônes de tissu spongieux, l'un central, dont l'extrémité correspond à l'échancrure intercondylienne, les autres latéraux, un dans chaque condyle. Le cône central pénétrant entre les deux autres produirait ainsi l'écartement des condyles.

CHAPITRE II

ANATOMIE PATHOLOGIQUE

Nous allons étudier dans ce chapitre la direction du trait de fracture et la position respective des fragments dans chacune des variétés.

A. *Fractures sus-condyliennes.* — Quelle que soit la pathogénie de ces fractures, le trait de fracture est suivant le cas, oblique ou transversal. Dupuytren avait déjà mentionné la possibilité de fractures à trait transversal et horizontal. Trélat les croit également possibles, tout en faisant remarquer que la fracture type est la fracture oblique de haut en bas et d'arrière en avant. On a rarement l'occasion de voir des fractures à obliquité d'avant en arrière ; quant à l'obliquité latérale quand elle existe, c'est généralement du côté interne qu'elle prédomine. En règle générale, la solution de continuité est complète, intéressant à la fois le tissu osseux et le périoste ; toutefois, les fractures sous-périostées ne sont pas impossibles, et Hoffa qui en a rapporté qnelques cas, les croit même assez fréquentes.

Les fragments sont ordinairement hérissés de fines dentelures, irréguliers, terminés en pointe plus ou moins effilée, susceptible de perforer les téguments ou d'embrocher les vaisseaux.

Le sens du déplacement du fragment inférieur a donné lieu à de vives discussions, mais les auteurs ont toujours paru d'accord sur la direction du fragment supérieur. Celui-ci dans les fractures ordinaires, c'est-à-dire à trait de cassure oblique d'arrière en avant, marche à la rencontre de la rotule en se rapprochant plus ou moins du côté interne du genou. Quant à la direction du fragment inférieur, les opinions diffèrent.

Boyer, qui a laissé son nom à ce genre de fracture admettait que le fragment inférieur basculait en arrière dans le creux poplité sous l'influence des muscles jumaux, soléaire et plantaire grêle, qui s'insèrent sur les condyles fémoraux. Malgaigne combattit ces conclusions : « l'imagination, dit-il, a fait seule les frais d'une pareille théorie ». Trélat défendit dans sa thèse inaugurale l'opinion de son maître. Pour eux, le fragment supérieur se porte en avant dans la majorité des cas, il peut aussi se porter en arrière ou sur les côtés, mais le fragment inférieur reste toujours parallèle au précédent en chevauchant plus ou moins sur lui.

Richet, Follin, Verneuil, Nélaton, à la séance de la Société de chirurgie du 28 janvier 1857, appuyèrent avec pièces et observations à l'appui, la théorie de Boyer. Plus près de nous Spillmann (in *Dictionnaire Dechambre)* déclare avoir rencontré maintes fois le fragment inférieur dans le creux poplité. Nous avons trouvé dans la thèse d'Angelvin quelques observations bien concluantes à ce sujet et dans l'observation que nous citons, due à M. le médecin-major Batut, le fragment avait nettement basculé en arrière dans le creux poplité, où il intéressait du reste l'artère poplitée qui présenta à l'autopsie une déchirure de sa tunique interne.

Ce déplacement en arrière existe-t-il toujours ? Evidemment non, car il y a des cas de fractures de l'extrémité inférieure du fémur sans déplacement. Soit que les fragments soient restés engrenés (Spilmann), soit qu'il y ait conservation du périoste, soit qu'enfin, comme le pense Vidal de Cassis, les muscles grand adducteur et biceps crural, contre-balancent l'action des muscles jumeaux.

Dans des cas plus rares, avec obliquité d'avant en arrière, le fragment supérieur peut passer en arrière du fragment inférieur et faire saillir dans le creux poplité où il menace et lèse quelqufois les vaisseaux. Toutefois, ce déplacement est exceptionnel (Amerbury, Marsh. Coural, Hamilton). Il existe au musée Dupuytren une pièce de Verneuil, dans laquelle le fragment articulaire a basculé en avant.

B. *Fractures monocondyliennes.* — Quel que soit le condyle fracturé, ces fractures monocondyliennes sont incomplètes ou complètes. Incomplètes, ce sont de véritables fissures qui, parties de l'échancrure intercondylienne remontent plus ou moins haut sur la diaphyse.

Dans les fractures complètes, le trait de fracture est généralement oblique, il commence au niveau de la trochlée et remonte plus ou moins haut, à 6, 8 et même 12 centimètres sur l'un des bords de la diaphyse où il se termine, détachant ainsi l'un ou l'autre condyle sous forme d'une pyramide à base inférieure.

Les fractures obliques sont de beaucoup les plus fréquentes, c'est à peine si l'on cite quelques cas de fractures transversales. Rehn et Braun en ont rapporté chacun un cas au Congrès des chirurgiens allemands en 1889. Elles semblent dues à un arrachement par les ligaments croisés.

Ce qui fait l'intérêt des fractures monocondyliennes, c'est le déplacement qui les accompagne. Trélat, qui les a étudiées dans sa thèse inaugurale, leur assigne trois directions :

a) Le condyle se porte en dehors ou en dedans : écartement.

b) Le condyle remonte le long du fémur : ascension.

c) Le condyle se porte en avant ou en arrière : rotation.

Le tibia suit le condyle fracturé dans sa nouvelle situation (Gerdy) ; d'où suivant le condyle fracturé, position de la jambe en abduction ou en adduction, en rotation externe ou en rotation interne.

C. *Fractures sus et intercondyliennes.* — A la fracture sus-condylienne que nous avons décrite au début de ce chapitre, s'ajoute quelquefois une fracture intercondylienne, pour constituer la fracture en T ou en Y.

Dans ce dernier cas, le fragment supérieur plus ou moins effilé pénètre entre les condyles fémoraux et les fait éclater. Dans la radiographie que nous reproduisons ici, il est facile de se rendre compte de cette disposition des fragments. Dans un des dessins que nous avons fait figurer à la même page, la fracture sus et intercondylienne est en T, les deux traits de cassure se réunissant presque à angle droit.

Dans les fractures sus et intercondyliennes, le fragment supérieur se comporte différemment, suivant les cas, parfois passant en avant des condyles et parfois en arrière.

Quelquefois la violence du traumatisme est telle que le fragment supérieur pénètre entre les deux condyles et reste engrené entre eux ou les écarte l'un de l'autre, au point de permettre à la rotule de s'enclaver solidement entre eux. Quelquefois aussi, mais rarement à cause de l'engrènement ordinaire des fragments, les deux condyles basculent en arrière sous l'influence des muscles jumeaux comme dans la fracture de Boyer.

Si l'écartement transversal des condyles fémoraux est la règle, on peut voir aussi un écartement antéro-postérieur, l'un des condyles se portant en avant, l'autre en arrière, entraînant par là une rotation exagérée de la jambe en dehors ou en dedans.

Ces fractures sus et intercondyliennes peuvent entraîner des désordres plus ou moins graves, plus fréquents que dans les autres variétés : ouverture obligatoire de l'articulation, perforation des téguments par l'un des fragments, lésions vasculaires et nerveuses, déchirure des ligaments croisés, ce qui favorise l'écartement des condyles.

Ce qui fait la gravité de toutes ces fractures, c'est qu'elles intéressent presque toujours l'articulation, qu'elles soient complètement intra-articulaires ou à la fois intra et extra-capsulaires.

D. *Fractures comminutives.* — Toutes les fractures
de l'extrémité inférieure du fémur ne sont pas aussi
simples que celles que nous venons de décrire ; sans
parler des perforations des muscles et des téguments,
des lésions des nerfs et des vaisseaux poplités, que nous

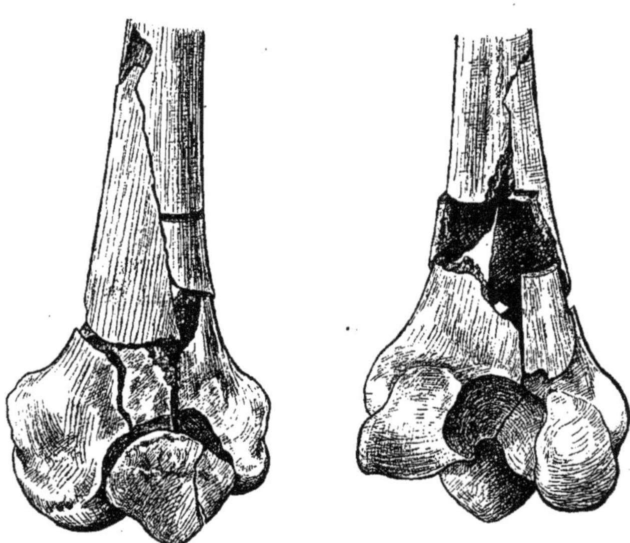

Fig. 1

étudierons en détail, la fracture elle-même n'est pas
toujours aussi schématique. Souvent les fragments sont
multiples, des esquilles osseuses plus ou moins étendues s'interposent entre eux. Dans la figure 1, qui repré-
sente une fracture sus et intercondylienne, un trait de
fracture oblique de haut en bas et de dedans en dehors,
parti de la diaphyse fémorale descend rejoindre le trait
sus-condylien qu'il aborde à angle aigu. Non seulement
la fracture est intra-condylienne, mais le traumatisme

a détaché entre les condyles un fragment intermédiaire.
Dans la figure 2, il existe entre le fragment supérieur
diaphysaire et le fragment inférieur qui a basculé en
arrière comprimant l'artère poplitée, un segment
intermédiaire constitué par un manchon osseux obli-

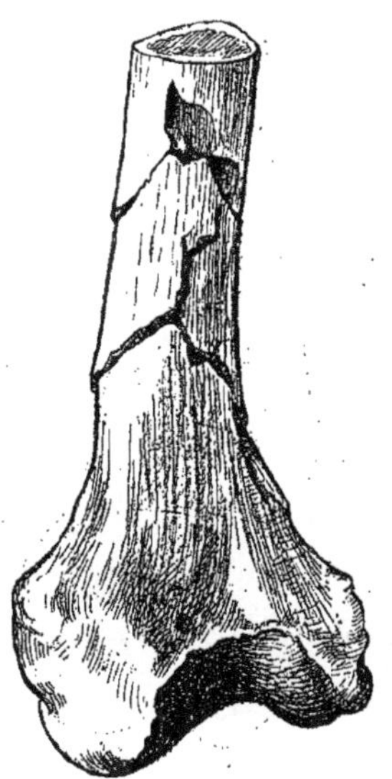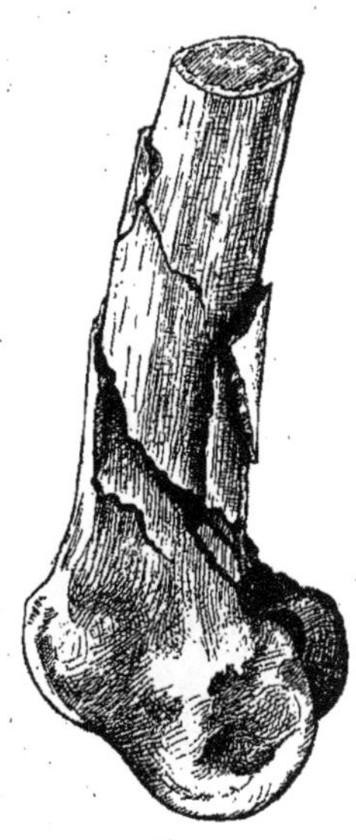

Fig. 2

quemment taillé, tant à sa partie supérieure qu'à sa
partie inférieure. Ce fragment intermédiaire est lui-
même constitué par quatre ou cinq grosses esquilles
que l'on a dû rapprocher pour reconstituer la prépa-
ration, comme les pièces d'un jeu de patience.

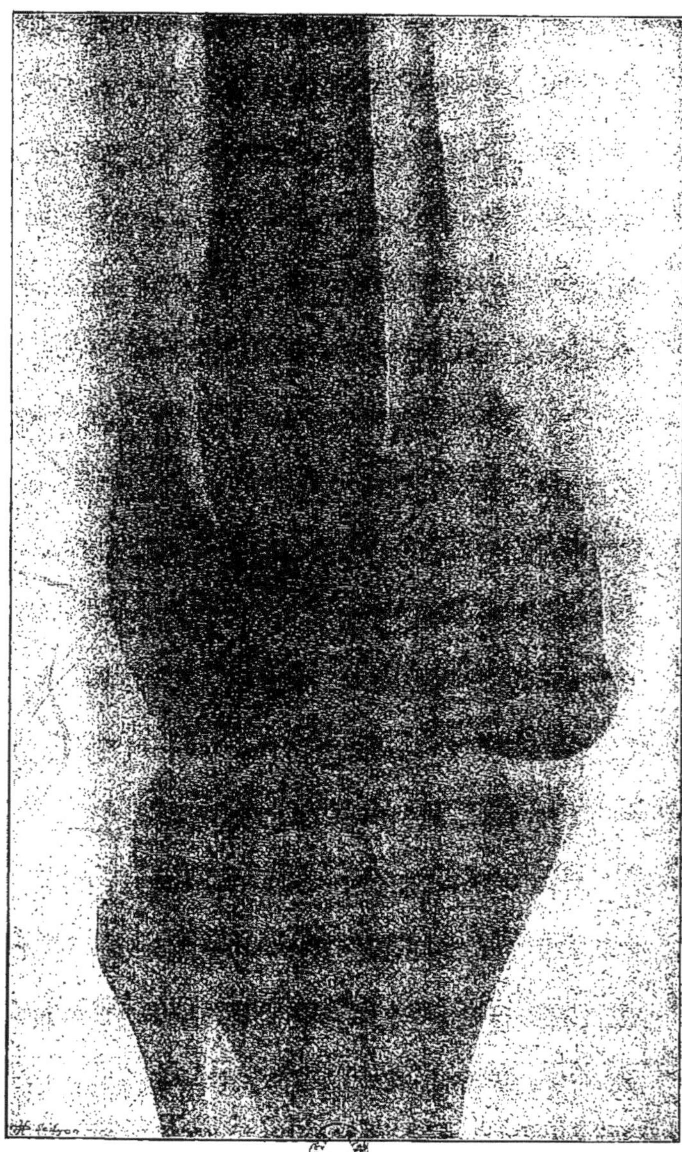

Fracture intercondylienne méconnue à la radiographie,
guérie en moins d'un mois, simplement par le massage et la mobilisation.

CHAPITRE III

SYMPTOMES ET DIAGNOSTIC

La plupart des symtômes que l'on observe dans les fractures de l'extrémité inférieure du fémur sont communs à toutes les variétés ; il en est cependant qui sont propres à chacune d'elles, aussi les étudierons-nous séparément. Nous rechercherons en même temps les moyens qui nous permettent de faire le diagnostic de chaque variété,

1° **Variété sus-condylienne.** — *Symptômes.* — Comme toute fracture, la fracture sus-condylienne se caractérise par des signes physiques et rationnels. Les signes physiques sont : la douleur, l'ecchymose, le gonflement, l'impuissance du membre. Au moment de l'accident, le blessé perçoit quelquefois un craquement au niveau du genou ; il lui est impossible de se rele ver si le choc l'a renversé, et il ressent au niveau de sa fracture une douleur très vive. Lorsqu'on suit le trajet de l'os, il arrive un moment où le doigt explorateur réveille une douleur intolérable, c'est à ce niveau qu'est le trait de fracture. L'impuissance du membre est absolue ; à moins de conservation du périoste ou d'engrènement des fragments, le blessé ne peut détacher son talon du plan du lit. Toute la région est le siège d'un gonflement considérable remontant parfois jusqu'à la racine du membre, l'articulation ne tarde pas à être envahie par l'épanchement et des ecchymoses se montrent bientôt plus ou moins étendues.

Les signes rationnels sont souvent difficiles à apprécier. La cuisse est raccourcie, ramassée sur elle-même, le raccourcissement variable peut atteindre plusieurs centimètres. La déformation varie suivant la position des fragments. Le fragment supérieur a-t-il passé en avant du fragment articulaire, on le sent sous la peau où il fait saillie ; s'il a perforé muscles et tégugments, son apparition à l'extérieur rendra le diagnostic plus facile. Dans la fracture de Boyer la main sentira nettement le fragment inférieur dans le creux proplité, sous forme d'une tumeur osseuse irrégulière et dure.

La mobilité anormale est facile à constater ; quand on fléchit la jambe, on fait saillir en avant sous la peau le fragment supérieur. La jambe peut être portée en extension exagérée, au point de former un angle rentrant au dessus du genou ; enfin, l'on observe des mouvements de latéralité dont le centre n'est pas dans la jointure, mais un peu plus haut, au niveau du trait de fracture. Lorsque les fragments sont engrenés l'un dans l'autre, qu'ils sont trop écartés ou qu'une bande musculaire s'est interposée entre eux, la crépitation ne s'entendra pas, mais on la percevra au contraire plus au moins nettement lorsque l'écartement sera peu marqué en portant la main entre la cuisse et le plan du lit et en la soulevant.

b) *Diagnostic*. — Les fractures sus-condyliennes seront facilement distinguées d'une fracture transversale de la rotule. Dans ce dernier cas, en effet, le doigt perçoit l'écartement de fragments, écartement qui augmente quand on fléchit la jambe sur la cuisse ; il n'y a pas non plus de mouvements de latéralité comme dans les fractures du fémur.

2º **Variété monocondylienne.** — a) *Symptômes.* — Comme dans les fractures sus-condyliennes, la douleur est ici parfaitement localisée au point lésé, exagérée par les mouvements et la pression. Le gonflement est d'ordinaire considérable et apparaît, paraît-il, beaucoup plus vite que dans les autres variétés. La crépitation peut être obtenue en imprimant au condyle fracturé des mouvements d'avant en arrière, ou bien en produisant des mouvements de flexion et d'extension de la jambe, la main restant appliquée au-dessus du genou. Le genou est élargi dans le sens transversal, et si le déplacement des condyles est assez considérable, le doigt peut sentir entre eux une rainure, parfois une véritable gouttière où vient se loger la rotule, ce qui diminue considérablement la saillie et la mobilité de cet os. En étudiant dans le précédent chapitre, le déplacement du condyle fracturé, nous avons vu qu'il se déplaçait en haut ou en bas, en avant ou en arrière, produisant ainsi une véritable subluxation du tibia, d'où, suivant le condyle fracturé et le sens du déplacement, position de la jambe en rotation interne ou externe, en abduction ou en adduction.

b) *Diagnostic*, — Le diagnostic de cette variété facile

dans quelques cas, présente dans d'autres de réelles
difficultés. Le gonflement peut être si considérable qu'il
masque le déplacement et fait méconnaître la fracture. L'absence de déplacement des condyles et de
mobilité anormale peut, dans certains cas, rendre le
diagnostic impossible ; Trélat cite une observation de
ce genre dans sa thèse inaugurale. Il s'agit d'un blessé
chez lequel on vit survenir, le lendemain de l'accident,
de la douleur, de l'épanchement articulaire, une
ecchymose au niveau du condyle interne. Dix jours
après, le malade succombait à un phlegmon de la jambe.
L'autopsie pratiquée révéla la présence d'une fracture
de condyle interne qui avait été méconnue. Le condyle
était, en effet, maintenu en place par le périoste conservé, ce qui explique suffisamment l'absence de déplacement et de mobilité anormale. On conçoit qu'en
présence de difficultés semblables, on puisse penser à
une simple entorse et non à une fracture ; on pourra
néanmoins tirer quelque probabilité de la situation de
l'ecchymose et du siège précis de la douleur. Lorsqu'il
y a déplacement du condyle et que le gonflement empêche de s'en rendre compte, on pourra utiliser ce
signe donné par Malgaigne : le déplacement de la
jambe elle-même, déplacement en abduction si le condyle externe fracturé est remonté le long de la diaphyse de l'os, en adduction au contraire, si c'est le
condyle interne qui a subi le mouvement d'ascension.

3° **Variétés sus- et intercondyliennes.** — a)
Symptômes. — Nous retrouvons ici des symptômes
communs qui n'ont rien de particulier : douleur, gon-

flement, ecchymose, impotence fonctionnelle. Mais ce qui frappe tout d'abord, c'est la déformation du genou : l'augmentation de sa circonférence, son élargissement considérable. Son diamètre transversal est, en effet, d'autant plus agrandi que les condyles sont davantage écartés par le fragment supérieur interposé entre eux. Pour la même raison, le raccourcissement est la règle. Comme dans la fracture de Boyer, le fragment articulaire constitué par les deux condyles séparés peut basculer en arrière et être senti dans le creux poplité, à l'augmentation du diamètre transversal s'ajoute alors celle du diamètre autéro postérieur. Nélaton, dans son *Traité de pathologie chirurgicale*, rapporte un cas où se trouvent rassemblés tous ces symptômes ; nous ne saurions mieux faire que de le citer. « Le genou contus, ecchymosé, tuméfié, paraissait aplati d'avant en arrière ; la rotule enfoncée entre les condyles était moins saillante qu'à l'ordinaire, la cuisse était courbée, raccourcie. Lorsqu'on appuyait sur la rotule, elle s'enfonçait entre les condyles, s'élevait, au contraire, quand on pressait les condyles l'un contre l'autre. Ceux-ci, mobiles d'avant en arrière, présentaient, quand on les frottait l'un sur l'autre, une crépitation manifeste. »

b) *Diagnostic*. — On évitera de confondre cette variété de fracture avec une luxation du tibia en palpant avec soin les extrémités déplacées et en mesurant la longueur du tibia que l'on trouvera raccourci dans le cas de luxation. Le diagnostic devra être fait également avec la fracture sus-condylienne car bien des signes leur sont communs : mobilité anormale, raccourcissement, épanchement, etc. On devra rechercher, pour établir son diagnostic, l'élargissement transversal du genou, l'affaissement de la rotule, la crépitation par la mobilisation des condyles. Voilà des signes qui, nettement perçus, imposeront le diagnostic, mais leur absence ou leur peu de netteté le rendront, au contraire, incertain ou impossible. C'est le cas de la dernière fracture que nous avons observée dans le service de M. le médecin-major Batut. Un gonflement considérable un épanchement articulaire abondant masquaient l'élargissement des condyles. La douleur faisait presque totalement défaut, on n'avait pas entendu de crépitation, le raccourcissement était presque nul, on n'avait pas de mouvements de flexion et d'extension au-dessus du genou, mais des mouvements de latéralité compliquant le diagnostic et une vaste ecchymose au côté interne de la cuisse. Devant l'absence de signes certains de fracture, on avait pensé à une entorse du genou. Quelque temps après, l'hémarthrose ayant été ponctionnée et l'œdème ayant diminué, l'élargissement transversal attire l'attention; le malade fut radiographié et l'on put constater une fracture sus-et intercondilienne très nette qui était, du reste, parfaitement guérie par le massage et la mobilisation, après quatre semaines de traitement (obs. XXIII).

Quand la radiographie pourra être faite, elle pourra toujours, dans les cas de ce genre, confirmer ou infirmer le diagnostic.

CHAPITRE IV

COMPLICATIONS

Peu de fractures sont plus exposées aux complications que celles de l'extrémité inférieure du fémur. Les dispositions anatomiques de la région, les connections vasculaires et nerveuses, la proximité de l'articulation du genou et jusqu'à la forme et la direction des fragments, tout expose aux complications de toutes sortes et l'on est presque en droit de s'étonner de n'en pas rencontrer plus souvent.

Nous consacrerons aux complications, vu leur fréquence et leur gravité, un chapitre plus long que les autres ; nous étudierons leur mécanisme, leurs causes, leur pronostic, réservant pour le chapitre « traitement » les moyens employés pour les éviter et les combattre.

Parmi ces complications, les unes surviennent au moment même de l'accident ; elles sont la conséquence directe du traumatisme, les autres se montrent dans le cours du traitement, les autres enfin se révèlent à nous tardivement au lever de l'appareil : ce sont plutôt des résultats que des complications : tels sont la pseudarthrose, l'ankylose, le cal vicieux, le raccourcissement.

Pour suivre un ordre logique, nous étudierons d'abord les complications immédiates, perforation des téguments, ouverture de l'articulation, lésions vasculaires.

1° *Perforation des téguments. — Ouverture de l'articulation.* — Dans la grande majorité des cas, c'est le fragment supérieur terminé en pointe qui : après avoir perforé en boutonnière le muscle triceps crural, et le cul-de-sac synovial sous-tricipital, la fracture siège assez près des condyles, vient faire saillie à l'extérieur plus ou moins près de la rotule. Que dans ces cas de perforation des téguments, la fracture soit à la fois sus- et intercondylienne, l'articulation se trouvera forcément ouverte et en communication avec l'air extérieur, exposée par là même à tous les germes du dehors. Cette perforation des téguments n'est pas une condition *sine qua non* de l'ouverture de l'articulation ; quelquefois le traumatisme suffit à lui seul à créer une perte de substance pénétrant jusqu'à l'article. L'ouverture de l'articulation était considérée autrefois comme la plus redoutable des complications des fractures de l'extrémité inférieure du fémur ; et les chirurgiens, le plus souvent, avaient recours à l'amputation immédiate pour épargner à leurs blessés les terribles accidents auxquels elle donnait lieu.

OBSERVATION I

(Lefort, séance de la Société de chirurgie du 15 juin 1876.)

Un jeune homme de dix-huit ans fait une chute d'un toit, il est transporté à l'hôpital. Le genoux droit demi-fléchi repose sur la face externe. Le fragment supérieur fait issue à travers les téguments à la partie interne. Les condyles sont mobiles l'un sur l'autre. L'interne se porte en avant, l'externe en arrière — réduction —. On place le membre sur un plan incliné. Cinq semaines après, appareil inamovible qu'on laisse en place un mois. On le remplace par un appareil silicaté. Cinq mois après l'accident, consolidation complète. On imprime des mouvements à l'articulation. Pas de raccourcissement, le malade peut fléchir complètement la jambe.

OBSERVATION II (résumée).

(Delens, Archives générales de médecine, 1884,)

Un enfant a la jambe droite prise entre les rayons d'une roue de voiture le 24 juillet 1873.

A la partie externe du creux poplité, plaie des téguments à travers laquelle fait saillie l'extrémité inférieure de la diaphyse. Réduction impossible, même sous le chloroforme. Résection de la partie saillante de la diaphyse, ce qui rend la réduction facile.

16 mars. — Consolidation — Appareil silicaté. L'enfant marche avec des béquilles.

2° *Lésions vasculaires.* — Au moment de l'accident, l'un des fragments osseux, une esquille détachée, peuvent blesser les vaisseaux poplités. Cette complication est relativement assez rare, Jourdan, dans sa thèse inaugurale, en a réuni à peine une quinzaine de cas. Etant donnés les rapports intimes des vaisseaux poplités avec l'extrémité inférieure du fémur, on est en droit de s'en étonner. Si la perforation du vaisseau est complète, la manifestation en est immédiate et trois cas peuvent se présenter.

a) L'artère est perforée par un des fragments sans plaie extérieure, tout le sang s'épanche dans le tissu cellulaire et son extravasation est d'autant plus considérable que la résistance des tissus l'est moins. Il en résulte un anévrysme diffus primitif caractérisé par un gonflement mal circonscrit de la région poplitée, par une tension plus ou moins grande de la peau qui prend quelquefois une coloration violacée, un abaissement de température dans le segment du membre sousjacent à la fracture, de l'hypoesthésie, l'absence ou la diminution des battements dans la pédieuse et la tibiale postérieure. Quelquefois il a été possible d'entendre un souffle au niveau de la tumeur, d'y percevoir des battements isochrones au pouls; mais ces deux symptômes sont rares, on ne les trouve consignés qu'une fois dans les observations de Jourdan.

Si c'est la veine poplitée qui a été lésée, on constate, comme pour l'artère, une tumeur mal circonscrite, diffuse, mais l'abaissement de la température, l'hypoesthésie sont à peine appréciables, la pédieuse et la tibiale postérieure conservent leurs battements.

b) La fracture est ouverte, mais l'orifice extérieur est très petit, le trajet sinueux ou obturé : une partie du sang se répand dans les tissus pour y constituer un anévrysme diffus, il y a des hémorragies parfois très faibles, mais intermittentes, s'arrêtant et reparaissant jusqu'à ce que le chirurgien ait jeté une ligature sur le vaisseau.

c) Si la plaie tégumentaire est assez étendue, le sang s'échappe à l'extérieur avec les caractères des hémorragies artérielles ou veineuses.

Quelquefois les vaisseaux peuvent être blessés sans qu'il y ait perforation complète des tuniques vasculaires ; on ne constate alors ni anévrisme, ni hémorrhagie, ni gangrène. C'est ce qui a eu lieu dans l'observation de Monsieur le médecin major Betel, que nous citons ici.

OBSERVATION III
(Due à l'obligeance de M. le médecin-major Batut.)

X..., 10ᵉ régiment de cuirassiers, entre le 15 mars 1898 à l'hôpital militaire Desgenettes.

Trois heures avant il a été atteint à la cuisse droite, dans le manège, par un tonneau d'arrosage traîné par un cheval emballé, d'où il est résulté une vaste plaie interne avec décollements étendus, hémorragie abondante, ecchymose considérable, hématome dans la région sus-condylienne.

Après désinfection rigoureuse de la plaie, on incise en haut et en bas et l'on est conduit sur un fémur fracturé comminutivement que le stylet atteint sans difficulté au fond de la plaie et qui présente un gros fragment intermédiaire irrégulier que l'on enlève avec de grandes difficultés par des manœuvres très pénibles suivies de fortes hémorragies. On régularise un peu la plaie en enlevant d'autres petites esquilles. On cherche les battements à la pédieuse et à la tibiale postérieure, on les sent faiblement, il est vrai, mais on les perçoit néanmoins.

Le malade meurt de sock et d'épuisement le lendemain.

Autopsie, — On trouve des lésions très nettes de fractures transversales sus-condyliennes comminutives avec fragment intermédiaire, mais de plus, le fragment inférieur bicondylien taillé en biseau a basculé complètement en arrière et, appuyant sur l'artère poplité, a déterminé un déchirement de la tunique interne de cette artère.

OBSERVATION IV (résumée).
(Brunsby Cooper *in* Hamilton et Poinsot, 1884.)

Un homme reçoit un coup de pied de cheval. Fracture du

fémur au tiers inférieur.. Une petite plaie des téguments donne
passage à l'extrémité du fragment supérieur. Membre en demi-
flexion sur un double plan incliné. Quatre jours après on s'aperçoit que le creux poplité est rempli par une tumeur pulsatile,
donnant lieu à de vives douleurs. L'artère fémorale est liée,
les pulsations disparaissent. Le huitième jour, la blessure faite
par le fragment supérieur est guérie, et la tumeur poplitée considérablement diminuée. La tumeur disparaît et la fracture guérit.

OBSERVATION V (résumée)
Hennequin (fracture du fémur).

Un jeune homme, atteint d'une ostéite du fémur, se fait une
fracture de cet os à 5 centimètres au-dessus des condyles, dans
une chute. Réduction facile. Hémorragie par un trajet fistuleux
datant de quatorze ans. Amputation le jour même.

Autopsie. — La partie supérieure du fragment inférieur très
aiguë, correspondait à une perforation de la veine et de l'artère
poplitées.

A la séance de la Société de chirurgie du 18 décembre 1901, M. Kirmisson a présenté l'extrémité inférieure du fémur d'un enfant amputé à la suite d'un
traumatisme grave du genou. Les vaisseaux et les
nerfs poplités étaient déchirés et il existait un décollement de la partie inférieure du fémur.

Avant de terminer l'étude des complications immédiates, il nous reste à en étudier une, qui, si elle n'est
pas due au traumatisme lui-même, se manifeste cependant dès le début, dès que l'on tente la coaptation des
fragments, nous voulons parler de l'irréductibilité.

Irréductibilité. — L'irréductibilité, c'est-à-dire l'impossibilité de coapter les fragments par les manœuvres ordinaires, est assez fréquente dans les fractures

de l'extrémité inférieure du fémur. Nous allons en voir les raisons. Nous avons vu au début de ce chapitre, que le fragment supérieur perforait les muscles et les téguments et apparaissait à l'extérieur, il est souvent difficile, dans ce cas, de faire traverser à ce fragment la boutonnière musculo-aponévrotique, à travers laquelle il sort, et l'on est quelquefois obligé de réséquer en totalité ou en partie cette pointe osseuse, pour arriver à coapter exactement les deux fragments. La perf oratn complète des téguments n'est pas indispensable, il suffit que le muscle seul soit traversé : il est aisé de comprendre qu'il y ait dans ce cas, interposition musculaire entre les deux fragments, d'ou irréductibilité. Ce sont presque toujours des brides musculaires qui séparent ainsi les fragments osseux. « Dans deux interventions que nous avons été appelé à faire sur le fémur, dit Ollier, nous avons dû sectionner une épaisse couche de muscle interposée. Dans le dernier cas, ce fut à travers une large fenêtre pratiquée dans le vaste externe, que nous pûmes rapprocher et suturer les fragments. »

L'écartement exagéré des fragments suffit à entraîner l'irréductibilité ; l'extension et la contre - extension exercées sur les parties molles seront impuissantes à mettre bout à bout les deux fragments de la tige osseuse. ·

Si l'écartement des fragments est un obstacle à leur coaptation, leur pénétration réciproque, leur engrènement en constitue un autre non moins fréquent. C'est généralement, comme l'a montré Gosselin, dans ses cliniques, le fragment supérieur qui pénètre dans le fragment articulaire et y reste enclavé au point de résister à toute manœuvre de réduction.

Enfin, nous trouvons une dernière cause d'irréductibilité dans les spasmes musculaires si fréquents dans les fractures de cuisse. Légers et intermittents, ils ne s'opposent pas à la réduction, mais favorisent la pseudarthrose par les mouvements incessants qu'ils communiquent aux extrémités fragmentaires, violents et continus, véritables convulsions tétaniques, ils constitueront au contraire un réel obstacle à la réduction et nécessiteront parfois la chloroformisation.

Parmi les complications qui se montrent à échéance variable après l'accident, nous étudierons l'épanchement articulaire, l'hématome, l'arthrite, l'hémorragie secondaire, la gangrène et les lésions nerveuses.

1° EPANCHEMENT ET HÉMATOME. — L'épanchement articulaire est un accident commun à toutes les fractures de la cuisse et qui est à peu près constant, puisque sur 44 cas observés par Hennequin, il ne manquait que 4 fois. Quant à sa nature, l'épanchement est séreux (hydarthrose), sanguin (hémarthrose) ou mixte (hydro-hémarthrose). Si l'hydarthrose est un phénomène obligé, presque un symptôme des fractures de cuisse, l'hémarthrose au contraire dépend beaucoup du genre de fracture, il fait rarement défaut dans les mono- et bicondyliennes, mais il est l'exception dans les sus-condyliennes, à moins que la capsule ne soit intéressée.

On a donné plusieurs théories pour expliquer la pathogénie de cet épanchement, nous les indiquerons sans les discuter.

D'après Gosselin et son élève Berger (thèse de
Paris 1873), il résulterait de la transsudation à travers
le cul-de-sac supérieur de la synoviale d'une partie du
sérum provenant du sang répandu autour du foyer de
fracture. Alison pense qu'il s'agit d'une véritable hydro-
pisie articulaire par gêne de la circulation en retour,
l'obstacle à la circulation veineuse siègeant au niveau
du trait de fracture. Le professeur Verneuil, Lanne-
longue et d'autres auteurs voient dans l'hydarthrose du
genou le résultat indirect du traumatisme. Pour eux,
le choc violent nécessaire pour déterminer la fracture
retentit forcément sur l'articulation en y produisant
un épanchement. La pathogénie de l'hémarthrose est
plus facile à expliquer ; la fracture de l'un ou des deux
condyles détermine l'ouverture de nombreux vaisseaux
dont le sang se répand directement dans l'articulation.

L'épanchement articulaire disparaît plus ou moins
tard et peut même persister indéfiniment. Si la résorption est la règle, la transformation purulente l'exception, il n'en n'est pas moins vrai que l'épanchement
articulaire laisse souvent après lui une certaine raideur
avec ankylose plus ou moins grande.

Le diagnostic de l'épanchement se tire de signes
physiques et de signes fonctionnels : déformation
caractéristique du genou avec effacement des saillies
et des dépressions normales, augmentation considérable du volume et de la circonférence du genou, position de la jambe en demi-flexion avec rotation en
dehors sous l'influence du poids du pied. Tous ces
signes ne sont pas infaillibles et peuvent être mis sur
le compte de la fracture elle-même ; plus importants

et plus sûrs sont la fluctuation et le choc rotulien. La fluctuation, parfois très manifeste, est d'autant mieux sentie qu'on la recherche parallèlement au membre : un doigt sur le cul-de-sac supérieur de la synoviale, un autre sur la rotule. Le choc rotulien est facile à percevoir avec un épanchement moyen, mais il est parfois difficile à sentir quand l'épanchement trop abondant distend outre mesure la synoviale. Quelquefois, dans les cas d'hémarthrose, on a pu avoir la sensation très nette de caillots que l'on écrasait.

Quant aux signes fonctionnels, Berger en a décrit trois : l'impossibilité des mouvements normaux de l'articulation ; possibilité, au contraire, de mouvements de latéralité et douleur à la pression. Aucun de ces signes n'est spécial à l'épanchement ; la douleur n'a de valeur diagnostique que quand elle apparaît tardivement après qu'a cessé la douleur au niveau du trait de fracture. Bien souvent, le meilleur signe de diagnostic sera donné par la ponction exploratrice qui nous renseignera également sur la nature de l'épanchement.

Hématome. — A côté de l'épanchement intra-articulaire, il convient de citer l'extravasation sanguine d'importance variable qui accompagne les fractures. Il faut distinguer cet hématome des anévrismes que nous avons signalés parmi les complications immédiates. Ces derniers sont dus à des lésions de vaisseaux poplités, les premiers à des ruptures musculaires ou à la vascularisation de l'os fracturé. Ces hématomes peuvent se résorber plus ou moins lentement, mais ils peuvent être envahis par la suppuration et donner lieu à de graves accidents.

2⁰ Arthrite et phlegmon périarticulaire. — L'arthrite était regardée autrefois comme une des complications les plus graves de ce genre de fractures, moins redoutable aujourd'hui, elle n'en constitue pas moins un phénomène fâcheux, par le retard qu'elle apporte à la consolidation. Assez rare dans les fractures fermées, dans lesquelles elle reconnaît pour cause la violence du traumatisme ou une hydarthrose pré-existante, elle est fréquente dans les fractures ouvertes communiquant largement avec l'air extérieur, surtout si celles-ci sont compliquées d'esquilles osseuses ou de corps étrangers plus ou moins septiques. Les phénomènes douloureux du côté de l'articulation, l'impotence fonctionnelle, l'énorme tuméfaction du genou, l'empâtement périarticulaire, la fièvre, les phénomènes généraux devront la faire soupçonner.

Le phlegmon périarticulaire survient d'ordinaire à la suite d'une attrition violente des parties profondes ou à la suite d'une fracture ouverte. La suppuration abondante, les décollements étendus, nécessitent par-l'amputation.

OBSERVATION VI (Résumée).

(Gosselin, *Société de chirurgie*, 1858.)

Homme de cinquante-quatre ans. Chute dans un fossé de 2 mètres produisant une fracture du fémur droit de 3 travers de doigt au-dessus des condyles, le 16 mars 1855. Cette fracture présente une double complication. D'une part, le fragment supérieur perfore les téguments à la partie antérieure de la cuisse, d'autre part, les deux condyles fémoraux sont séparés. Le fragment inférieur est renversé en arrière et fait saillie dans le creux poplité.

Après des efforts infructueux de réduction, M. le Dr Janin du Mans pratiqua la résection du fragment supérieur. La réduction est obtenue. Le membre placé dans un appareil d'extension de Desault.

Bientôt une suppuration diffuse s'établit, il faut faire des incisions larges au jarret, à la cuisse et jusque derrière le grand trochanter. Le blessé accepte l'amputation. Mais elle est inutile, la mort survient le 22 mai 1855, deux mois après l'accident.

OBSERVATION VII

(Piquant, *Société anatomique de Paris*, 1900.)

X..., vingt-neuf ans, peintre en bâtiment, entre le 26 avril 1900 dans le service de M. le professeur Tillaux. Il est tombé d'un échafaudage de 5 mètres de haut ; il a été incapable de se relever. A l'examen : le membre droit est en extension sans rotation en dehors, il ne peut être détaché du plan du lit. Le malade se plaint de vives douleurs à la partie inférieure de la cuisse; surtout à l'occasion des mouvements. Le genou fortement gonflé, présente à sa partie antérieure une toute petite plaie à travers laquelle fait saillie un fragment osseux très effilé. Mobilité anormale au niveau du trait de fracture à 3 ou 4 travers de doigt au-dessus de la rotule. Pas de crépitation, pas de saillie anormale dans le creux poplité. A la mensuration on trouve un raccourcissement de 3 centimètres à droite. Elargissement des condyles.

On porte le diagnostic de fracture sus- et intercondylienne, avec embrochement des téguments par le fragment supérieur.

Appareils à extension continue du professeur Tillaux avec pansement humide autour du genou, la réduction est facilement obtenue.

Le lendemain le genou est très augmenté de volume, les téguments sont chauds et rouges, la température dépasse 39 degrés.

On fait une large incision, la température baisse pour remonter immédiatement et osciller autour de 40 degrés.

19 avril. — M. le professeur Tillaux fait une large arthrotomie, résèque le fragment supérieur sur une étendue de 4 à 5 centimètres, lave l'articulation à l'eau bouillie et draine largement. En dépit de cette intervention, la température reste élevée, l'état général devient mauvais.

Le 29 avril, M. Tillaux fait l'amputation de la cuisse au tiers supérieur. La température tombe immédiatement, les forces reviennent, et un mois après, le blessé quitte l'hôpital complètement guéri.

3° HÉMORRAGIE SECONDAIRE. — Nous avons vu, en étudiant les accidents primitifs, que l'un des fragments effilé en pointe perforait quelquefois les vaisseaux poplités; mais il peut arriver que les tuniques vasculaires soient simplement ulcérées plus ou moins par la pression d'un fragment ou d'une esquille osseuse. Qu'un mouvement imprimé pendant l'examen du malade, qu'un simple spasme musculaire vienne rendre plus intime le contact du vaisseau et du fragment, l'ulcération de la paroi vasculaire se complètera, sa perforation se manifestera par une hémorragie secondaire si la plaie est ouverte à l'extérieur, par un anévrysme diffus secondaire dans le cas contraire.

Les symptômes seront les mêmes que ceux de l'anévrysme primitif : l'époque d'apparition en fera seule le diagnostic.

Le pronostic de ces hémorragies varie, bien entendu, avec l'abondance du sang épanché, mais le chirurgien doit toujours y penser, afin « de leur opposer, dès le début, un traitement énergique, car elles sont plus

graves que les hémorragies primitives, à cause de l'état
de faiblesse du blessé et de l'altération inflammatoire
des parois artérielles » (Dupuytren).

OBSERVATION VIII

(Due à l'obligeance de M. le médecin major Batut.)

C..., réserviste au 52ᵉ d'infanterie, entre le 5 octobre 1897 à
l'hôpital militaire Desgenettes. La nuit précédente, aux manœuvres aux environs de Vienne, il est tombé du haut d'une échelle
de grenier, on l'apporte à Desgenettes.

Il se présente avec une plaie de la partie inféro-interne
de la cuisse gauche à travers laquelle apparaît l'extrémité
taillée en biseau du fragment supérieur du fémur fracturé
au-dessus des condyles. Ce fragment est bridé très étroitement
par les parties molles, il est impossible de le rentrer. Désinfection soignée.

Résection de la partie exubérante. On rentre le fémur dans
la cuisse, et on se rend compte qu'il existe des mouvements de
mobilité un peu au-dessus des condyles. Pansement iodoformé
et lavages dans l'intérieur de la cuisse. La radiographie n'a pas
été prise. Celle-ci n'était pas encore installée à Desgenettes à
cette époque.

Le malade présentant des croûtes dans le nez et étant plein
de poussière est soigneusement lavé au sublimé, de peur d'érysipèle. Le membre est mis dans une gouttière.

Malgré ces précautions, le malade, le troisième jour, fait un
érysipèle de la face et le cinquième jour inocule sa plaie. Température, mauvais état général. Au septième jour, brusquement,
hémorragie formidable traversant le pansement. M. le médecin
major Rioblanc, de semaine, pratique d'urgence la ligature de
la fémorale à l'aine. Le malade meurt d'hémorragie et d'épuisement. L'autopsie ne donne pas d'explication satisfaisante de
cette hémorragie attribuée à tort à l'artère articulaire postérieure,

et plutôt due à la friabilité, à la faiblesse des parois artérielles sous l'influence de l'érysipèle.

Autopsie (voir figure 1). Fracture communitive à plusieurs fragments, on voit nettement l'encoche due au fragment triangulaire réséqué.

4° GANGRÈNE. — La gangrène de la jambe et du pied consécutive aux fractures de l'extrémité inférieure du fémur est encore, à l'heure actuelle, la complication la plus redoutable, mais elle est heureusement assez rare.

Jourdan en a réuni quelques cas dans sa thèse ; nous avons pu, nous-même, en rassembler quelques-uns, épars çà et là.

Les gangrènes, à la suite de fractures de cuisse, reconnaissent deux causes : une lésion des vaisseaux poplités ou leur compression. La position respective des deux fragments est, on ne peut plus favorable à cette compression, soit que le fragment inférieur ait basculé en arrière, soit que le fragment supérieur se soit enclavé derrière le premier. Dans ces conditions, on comprend que les vaisseaux, fortement rejetés en arrière, décrivent une courbe plus ou moins accentuée, capable de gêner la circulation du sang, ou bien soient même complètement coudés, au point que leur canal en soit obturé.

Quels sont les signes qui nous permettront de soupçonner une lésion des vaisseaux poplités ? L'absence des battements artériels dans la pédieuse et la tibiale postérieure, le refroidissement rapide et progressif du membre remontant jusqu'au niveau de la fracture, la sensibilité

obtuse, la motilité diminuée, l'engourdissement constitueront de fortes présomptions en faveur d'une lésion
vasculaire. Au bout de quelques jours, on verra appa-
raitre les symptômes objectifs de la gangrène elle-
même. On verra l'extrémité des orteils se momifier,
prendre une coloration noirâtre ; le segment de membre
sous-jacent à la fracture devenir livide ou violacé. Des
phlyctènes remplies d'un liquide louche ou sanguino-
lent, des escarres se formeront bientôt à la surface du
membre. Des sillons d'élimination ne tarderont pas à
se montrer, séparant le mort du vif, la suppuration se
joindra quelquefois à la gangrène, amenant des décollements plus ou moins étendus.

Il est important, au point de vue du pronostic et du
traitement, de savoir quel est le vaisseau lésé et quel
est le genre de blessure. Une étude approfondie des
symptômes nous renseignera à ce sujet.

Supposons que la veine seule soit blessée : on n'ob-
servera pas un refroidissement aussi marqué, une
insensibilité aussi complète de la jambe et du pied et,
signe capital : on percevra encore des battements dans
la pédieuse et la tibiale postérieure. Enfin, comme
l'ont démontré Syme et Roux, la gangrène ne s'établira pas, à cause de la multiplicité des voies dont dispose la circulation de retour.

A-t-on affaire à une compression simple des vaisseaux ? On n'aura pas de tuméfaction, pas d'anévrysme
diffus dans la région poplitée. Si, au contraire, l'un
des vaisseaux a été perforé, on y sentira une tumeur
vague et diffuse avec tous les caractères que nous avons
énoncés plus haut.

En général, la gangrène débute quelques jours après l'accident, mais on l'a vue se produire huit jours, dix jours plus tard et même un mois dans un cas de Jourdan. Il est probable que, dans ces cas de gangrène tardive, un des fragments, mal contenu, reprend la position vicieuse qu'il occupait avant la réduction, comprimant de nouveau les vaisseaux.

OBSERVATION IX

(Péraire, *Revue de chirurgie*, 1899).

T. L..., quarante-sept ans, journalier, entré le 27 octobre 1887 à Bichat, service du Dr Terrier.

Il est tombé d'une charrette et un madrier de sapin de 6 mètres de long sur 23 centimètres de large lui est tombé sur la cuisse droite. Fracture de l'extrémité inférieure.

Le malade ne peut détacher le talon du lit. Douleurs dans la région poplitée. Epanchement considérable de sang dans le tissu environnant la fracture.

Température de la jambe et du pied considérablement abaissée. Sensibilité obtuse dans ces régions. Pas de battements dans le pédieuse et dans la tibiale postérieure.

Le membre blessé est placé dans une gouttière en fils de fer sans aucune compression.

27 octobre. — La jambe dans son tiers inférieur a une coloration violacée. A sa face interne, sur une hauteur de 12 centimètres plaque de sphacèle brunâtre.

La moitié inférieure de la jambe est froide et insensible. La température remonte graduellement à mesure qu'on se rapproche de la cuisse.

Appareil de Hennequin. Le soir T. = 37 degrés.

3 novembre. — Tous les orteils sont momifiés, leur extrémité est noire. Le reste de la jambe a un aspect violacé. Trois larges phlyctènes sur la partie externe de la jambe.

Le talon momifié présente la même coloration que les orteils.

Au niveau du jarret ecchymose de 10 centimètres de long sur 8 de large.

Les jours suivants la température oscille entre 38 degrés et 38°2.

10 novembre. — La plante du pied est complètement noire. Les phlyctènes laissent écouler un liquide séro-sanguinolent.

20 novembre. — Apparition d'un phlegmon à la partie supérieure de la jambe. Incision au bistouri. Issue de sang mêlé de pus. Un doigt introduit dans la plaie permet de constater que les tissus profonds sont sphacélés.

2 décembre. — Large sillon d'élimination à la face externe de la jambe. On le fend avec des ciseaux, il s'en écoule une sérosité louche et des gaz.

La fracture est entièrement consolidée. Pas de fièvre.

12 décembre. — Amputation de jambe par M. Terrier. Toilette du moignon, gros drain à la partie déclive. Suture des téguments au crin de Florence.

Pansement au salol. T. = soir 37 degrés.

Premier pansement le 17 décembre.

21 décembre. — Deuxième pansement, puis le 5 janvier.

22 janvier. — Le blessé commence à se lever et marche avec des béquilles.

OBSERVATION X (résumée.)
(Gathrie, thèse de Jourdan, Paris, 1873).

Cocher tombé de la capote de sa voiture. Fracture du tiers inférieure de la cuisse droite.

Tumeur vague à la partie postéro-inférieure de la cuisse.

Gangrène des orteils. Cette gangrène s'étend et finit par entraîner la mort du malade.

L'autopsie n'a pas été faite.

OBSERVATION XI (résumée).

(Hamilton, *Fractures et Luxations*, traduction Poinsot).

18 mai 1854, Georges T.-A..., sept ans, tombé en sautant d'un banc haut de trois pieds. Fracture sus-condylienne de Boyer à droite. Le Dr G. applique un appareil formé d'attelles latérales et d'un bandage roulé et place ensuite le membre sur un double plan incliné.

Le troisième jour, les orteils sont froids et d'une pâleur anormale. Le Dr G. enlève l'appareil. Finalement une partie considérable du pied se mortifie, l'élimination des escarres laisse à nu les os du métatarse.

La fracture se consolide, mais avec une déformation et un chevauchement considérables. Le fragment supérieur fait une saillie en arrière dans le creux poplité. Le membre est raccourci.

5° LÉSIONS NERVEUSES. — La situation anatomique des nerfs de la région, leur rapport de contiguïté avec les condyles fémoraux expliquent leur blessure par l'un des fragments ou par une esquille osseuse. Quoique beaucoup plus rares encore que les lésions vasculaires, les lésions nerveuses ont été signalées quelquefois. Dans les trois observations que nous avons pu recueillir, c'est toujours le sciatique poplité externe qui a été blessé.

Quel que soit le nerf intéressé, les lésions nerveuses consécutives aux fractures de l'extrémité inférieure du fémur sont de plusieurs sortes; ou bien l'un des fragments, le plus souvent le fragment inférieur basculé arrière comprime ou distend le cordon nerveux, ou

bien une extrémité effilée, une fine esquille le déchire
ou le sectionne. Une névrite peut être la conséquence
de l'une ou l'autre de ces lésions. Supposons le cas
le plus fréquent, où une esquille a embroché le nerf
sciatique poplité externe. Le blessé ressentira une vive
douleur sur le trajet du nerf, douleur souvent sourde et
persistante. A l'examen, on constatera des troubles de
la sensibilité : de l'hyperesthésie quelquefois, mais le
plus souvent, de l'anesthésie plus ou moins complète.
Dans le cas qui nous occupe, cette anesthésie occupera
toute la partie antéro-externe de la jambe innervée par
une collatérale du sciatique poplité externe, le nerf
cutané péronier, et la face dorsale du pied innervée par
le musculo-cutané à l'exception de la peau du petit orteil
et de la partie externe du quatrième métatarsien. Les
troubles moteurs consisteront en paralysie des muscle[s]
péroniers qui ne tarderont pas à s'atrophier ; leurs anta-
gonistes sans contrepoids attireront le pied vers eux,
produisant ainsi des déformations caractéristiques. Le
pied tombera en bas et en dehors, le malade sera incapable de le relever. S'il y a névrite consécutive, les
mêmes troubles sensitifs et moteurs persisteront, mais
les troubles trophiques manqueront rarement : érup-
tions bulleuses, altérations des téguments, chute et
hypertrophie des poils et des ongles, etc.

OBSERVATION XII (résumée.)

(Lauenstein, *Centralblatt für Chirurgie*, 1882).

Fracture sus-condylienne du fémur, renversement en arrière
du fragment inférieur. Paralysie des muscles péroniers. On

porte le diagnostic de lésion du nerf sciatique poplité externe.

Une intervention opératoire ayant été décidée, on trouva que le nerf avait été embroché par la pointe du fragment inférieur. Le nerf fut dégagé de la pointe osseuse réséquée. La plaie opératoire guérit sans suppuration et les phénomènes de paralysie s'amendèrent rapidement.

OBSERVATION XIII (résumée).

(Rehn, Congrès des anatomistes allemands, 1889).

Fracture transversale du condyle interne, arrachement par le ligament croisé antérieur. Lésion du nerf sciatique poplité externe et, en même temps, des vaisseaux poplités. Paralysie des muscles antéro-externes de la jambe. Chute du pied. Gangrène.

Guérison, mais avec *genu valgum*.

OBSERVATION XIV

(Hennequin, *Fractures du fémur*, 1877.)

T.. , cinquante-six ans, journalier, 14 janvier 1876, fracture de l'extrémité inférieure du fémur par passage d'une roue de voiture.

Impotence fonctionnelle, crépitation, mobilité anormale, ecchymose dans le creux poplité. Le fragment inférieur a basculé en arrière. Raccourcissement de 5 centimètres. Epanchement articulaire modéré. Choc rotulien, fluctuation. Double plan incliné. Appareil à extension, traction de 2 kg. 500.

Douleur vive dans le bas de la jambe et dans le pied.

Durée de l'extension, cinquante jours ; l'appareil est enlevé le 19 mars Consolidation. Conformation régulière du genou. La jambe et le pied sont œdématiés, le pied tombe et le blessé ne peut le relever. Paralysie de tous les muscles de la jambe innervés par le sciatique poplité externe. Les muscles soumis à l'électricité ne réagissent pas.

22 mars. — L'épanchement articulaire s'est reproduit.

28 mars. — La paralysie persiste; on soumet les muscles à l'électricité.

20 avril. — La paralysie persiste encore. La sensibilité cutanée est conservée. La flexion de la jambe atteint l'angle droit.

7 mai. — La paralysie semble moins absolue. Quelques contractions fibrillaires sous l'influence de la volonté. La flexion dépasse l'angle droit. Bains sulfureux. Douches froides.

14 mai. — Le pied tombe toujours. Le malade marche sans canne et quitte l'hôpital.

Nous avons étudié jusqu'ici les complications précoces et tardives des fractures qui nous occupent; celles que nous allons voir maintenant sont celles que l'on constate longtemps après l'accident au lever de l'appareil : ce sont plutôt des résultats que des complications, nous les étudierons comme tels. Ce sont donc les accidents de la consolidation que nous allons maintenant passer en revue : pseudarthrose, ankylose, cal vicieux, déformation du membre, raccourcissement, etc.

1° RETARD DE CONSOLIDATION. — PSEUDARTHROSE. — Les fractures de l'extrémité inférieure du fémur, quelle qu'en soit la variété, sont longues à se consolider. Trélat fixait à un an le temps nécessaire à leur consolidation complète, c'est peut-être exagéré, mais dans la majorité des cas, six, sept et huit mois sont nécessaires, et encore au bout de ce temps, le blessé n'a-t-il pas, bien souvent, recouvré complètement l'usage de son membre. Les cas de consolidation précoce, comme ceux que nous avons observés dans le service de M. le professeur Poncet et dans celui de M. le médecin major Batul (un mois) sont d'heureuses exceptions. Parfois, après sept ou huit semaines d'incarcération du membre dans un appareil, le chirurgien examine son blessé et ne trouve pas trace de cal, la mobilité anormale est aussi étendue que les premiers jours. Le membre est remis dans l'appareil et quelquefois, après plusieurs mois, on commence à sentir se former un cal tardif; mais parfois aussi on attendra en vain, on épuisera inutilement toutes les ressources de la science, la consolidation ne s'effectuera pas; les deux fragments continueront à jouer librement l'un sur l'autre; une pseudarthrose s'établira.

Nous n'étudierons pas les formes anatomo-pathologiques de ces pseudarthaoses, elles n'ont rien de particulier ici, nous verrons seulement leurs causes et leurs symptômes.

Les causes générales se rencontrent ici comme ailleurs, sexe masculin, âge avancé des maladies, influence plus ou moins douteuse de la scrofule, du rachitisme, de la syphilis, de la phosphathurie, des maladies infectieuses et du scorbut.

Quant aux causes locales, Denucé les classe en trois catégories :

a) Ecartement des fragments ;

b) Interposition musculaire ;

c) Mobilité incessante des fragments,

Aucune de ces conditions n'est spéciale à ce genre de fracture, mais nous les retrouvons ici plus fréquemment que partout ailleurs, particulièrement dans la variété sus-condylienne. Béranger-Féraud, dans son article sur « les fractures non consolidées et les pseudarthroses » en a réuni un assez grand nombre de cas appartenant à l'extrémité inférieure du fémur.

Nous avons déjà rencontré ces conditions comme causes d'irréductibilité de ces fractures, nous n'y ajouterons que quelques mots.

Lorsque les extrémités fragmentaires sont trop écartées pour que le travail d'ossification arrive à combler l'espace qui les sépare, on comprend que la substance intermédiaire qui les unit reste fibreuse dans une partie de son étendue.

L'incessante mobilité des fragments, qu'elle soit due à des spasmes musculaires, ou à des mouvements du blessé dans un appareil mal appliqué, outre qu'elle empêche et retarde le travail d'ossification, use continuellement les extrémités osseuses, condition on ne peut plus favorable pour la production d'une pseudarthrose.

Mais la vraie cause de la pseudarthrose, dit Tillaux (IIIe Congrès de chirurgie, 1888), c'est l'interposition de faisceaux musculaires entre les fragments. Ce même auteur avait déjà montré que, si la pseudarthrose est plus fréquente ici que partout ailleurs, exception faite pour l'humérus, c'est à cause de la perforation du muscle triceps crural, par le fragment supérieur. Nous avons vu combien était fréquente cette disposition. Une bride musculaire s'interpose entre les fragments, empêchant la coaptation, mais se comportant aussi comme agent actif, dont les contractions impriment aux deux frgments des mouvements suffisants pour faire obstacle à la réunion. Le professeur Ollier émet la même opinion que le professeur de Paris. « L'interposition musculaire, dit-il est fréquente, et il suffit quelquefois d'un petit faisceau musculaire pour produire une pseudarthrose, »

L'absence de cal osseux, la mobilité anormale ayant son siège au niveau du trait de fracture, l'impuissance relative du membre, nous permettent de reconnaître la présence d'une pseudarthrose. D'autres signes nous autoriseront même à soupçonner, dès le début, cette interposition musculaire et à prévoir par là la possibilité d'une pseudarthrose. Le professeur Ollier a donné comme signe d'interposition musculaire la possibilité de faire exécuter des mouvements aux fragments, en électrisant certains groupes musculaires. A la Société de chirurgie de Lyon 1893, M. le professeur A. Pollosson a décrit dans le même cas, la mobilité en fléau, à larges oscillations sans qu'il soit possible de percevoir de crépitation. Enfin un dernier symptôme d'interposition musculaire, le signe de Hueter, la non-transmission du son d'une extrémité à l'autre de la tige osseuse quand celle-ci est interrompue par un lambeau musculaire, permit dans quelques cas de faire le diagnostic. Voici comment M. de Bovis l'a constaté en percutant l'un des condyles, le son ne se transmit pas à l'autre extrémité de la cuisse, un lambeau musculaire se trouvait en effet interposé entre les deux extrémités osseuses.

OBSERVATION XV

(Reclus, *Cliniques chirurgicales de la Pitié*, 1894.)

Adrienne F..., quarante-huit ans, entre à l'hôpital le 20 novembre 1892, pour une fracture sus-condylienne de la cuisse droite. Elle est tombée sur le genou droit d'une hauteur de trois marches en descendant un escalier.

Le fragment supérieur de la fracture a perforé les téguments Tentatives inutiles de réduction sous chloroforme, on résèque l'extrémité osseuse. On croit avoir réduit complètement, on applique un appareil plâtré et on exerce une traction continue de 3 kilogrammes.

7 janvier. — Plus de six semaines après l'accident on retire l'appareil, on constate l'existence d'une mobilité anormale, les deux fragments jouent l'un sur l'autre avec facilité. Malgré quelques séances de massage et l'exposition du membre à l'air libre, la pseudarthrose s'affirme de plus en plus.

2 février. — Incision en V à convexeté inférieure pour mettre à découvert le foyer de fracture, nous trouvons sous la peau l'extrémité inférieure du fragment supérieur taillé en biseau aux dépens de la face postérieure, on remarque déjà quelques néo-formations fibreuses et des ostéophytes. Le tissu musculaire est interposé aux deux extrémités osseuses et s'oppose à toute coaptation. Une autre cause de non coaptation réside dans l'inclinaison dans le creux poplité du fragment inférieur.

Le biseau supérieur et le biseau inférieur sont avivés les ostéophytes grattés à la curette tranchante. Le fragment inférieur est redressé, mais les surfaces ne se correspondent plus, on résèque 3 centimètres de l'extrémité du fragment supérieur. Les deux extrémités sont maintenues au contact par une suture au fil d'argent. Pansement antiseptique, gouttière plâtrée.

L'appareil est enlevé le vingt-quatrième jour. La réunion cutanée est à peu près parfaite. On sent au niveau de la fracture un cal volumineux et solide ; l'articulation sous-jacente est enraidie. On ordonne du massage, de la mobilisation fréquente, de la marche.

Au bout d'un mois, le muscle triceps crural est atrophié, mais les mouvements articulaires sont plus étendus. Claudication accentuée par un raccourcissement de 5 centimètres dû aux résections. La marche, déjà possible, paraît devoir être facile.

2° CAL VICIEUX. — Si quelquefois le cal tarde à se former, parfois aussi il se fait d'une façon exagérée, avec une exubérance regrettable ; c'est ce qui a lieu surtout dans les grands traumatismes du genou, alors que les condyles ont été fortement écartés et plus ou moins bien rapprochés dans la réduction. On constate, quand on enlève l'appareil, que le genou est déformé Ses saillies osseuses exagérées et irrégulières, sa circonférence notablement augmentée, ses diamètres transversaux et antéro-postérieurs plus grands que du côté sain. Outre la déformation, ce cal vicieux va entraîner du côté de l'articulation de graves désordres, une gêne considérable des mouvements de flexion, de la raideur, sinon de l'ankylose et parfois une déviation de la jambe, un *genu valgum* ou un *genu varum* pathologique, toutes complications qui feront du blessé un infirme et un impotent.

OBSERVATION XVI (Résumée)

(Lucas Championnière, *Traitement des fractures
par le massage et la mobilisation,* 1895).

Un homme de trente-sept ans a le genou écrasé par un coup de pied de bœuf, le 7 janvier 1891 ; transporté à l'hôpital, on constate une genou énorme, une fracture sus et inter-condylienne. Le malade fut placé dès les premiers jours entre des coussins de sable formant gouttière. Le membre fut massé régulièrement.

Au bout de quatre semaines, le malade met pied à terre, marche en boitant et part pour Vincennes.

A ce moment, quoique toute douleur ait disparu, le genou

est resté fort gros. On conseille au malade des mouvements de flexion assez souvent répétés.

17 juillet. — Le malade est solide sur ses jambes, mais les mouvements de flexion sont très limités.

Opération — Ouverture de l'articulation. Sous le tendon du triceps on trouve une masse considérable faisant saillie, c'est un cal vicieux formé en avant d'un vaste foyer de fracture. Il est probable qu'une partie de la masse saillante était formée par des esquilles primitivement détachées et englobées dans le cal.

Résection de la partie exubérante du cal au ciseau et au marteau. Suture du tendon tricipital qu'il avait été nécessaire de couper.

Premiers essais de marche au bout de trois semaines. Les mouvements du genou reviennent avec une grande facilité.

3º ANKYLOSE. — Il est bien rare qu'à la suite d'une fracture de l'extrémité inférieure du fémur, le blessé recouvre intégralement l'usage de son membre. Dans la grande majorité des cas, il persiste une raideur plus ou moins intense, parfois une véritable ankylose.

L'ankylose du genou, à la suite des fractures qui nous intéressent, reconnaît deux causes principales en outre de l'extension continue et de l'immobilisation prolongée que l'on a peut-être incriminées à tort.

Denucé explique ainsi l'ankylose inflammatoire : « Les inflammations les plus simples, celles qui sont légères et de courte durée, amèneront quelques fausses membranes adhérentes à la synoviale et une faible rétraction des ligaments que les premiers mouvements feront disparaître. A un degré plus avancé, les ligaments garderont une rigidité difficile à vaincre, et si l'inflammation se prolonge, les cartilages disparaîtront et des adhérences fibreuses se formeront entre les extrémités osseuses; que l'inflammation persiste ou s'accroisse, les adhérences articulaires s'ossifieront complètement, tandis que dans d'autres circonstances, lorsque l'inflammation aura plus spécialement porté sur les ligaments, ce sont eux que l'ossification envahira de préférence. »

Campenon a montré dans sa thèse que la difformité du cal pouvait déterminer l'ankylose. Campenon n'avait observé le fait que pour le coude et l'épaule et il avait, avec raison, généralisé ses conclusions à toutes les articulations. Il semble évident, en effet, qu'un cal vicieux et exubérant de l'extrémité inférieure du genou, puisse apporter un obstacle sérieux à l'extension ou à la flexion de la jambe sur la cuisse, amenant par là-même une ankylose plus ou moins absolue.

OBSERVATION XVII (résumée).

(Trèves, *British medical Journal*, 1883)

R... P.... trente-trois ans, entré à l'hôpital de Londres le 13 novembre 1879, par une fracture du fémur droit siégeant à 2 pouces au-dessus des condyles. L'extrémité supérieure du fragment inférieur était sensible sous la peau. Le fragment inférieur était rejeté en arrière dans le creux poplité.

Le membre fut placé d'abord sur un double plan incliné, après réduction. On remarque bientôt que les fragments ne restent pas au contact.

Le 16 novembre, on sectionne le tendon d'Achille et on pratique l'extension continue avec un poids de 400 livres.

Les fragments furent presque immédiatement amenés dans une bonne position.

La consolidation se fit, mais avec ankylose du genou et raccourcissement de 1 pouce ; le malade quitta l'hôpital le 1er mars.

4° DÉVIATION DE LA JAMBE. — Cette déviation de la jambe, qu'elle soit due à un cal vicieux ou à une consolidation en mauvaise position, affecte deux types principaux : le *genu valgum* et le *genu varum* pathologiques. *Genu valgum* si l'exubérance du cal prédomine du côté interne. *Genu varum* si l'exubérance porte sur le côté externe. Une mauvaise réduction de l'un des condyles fracturés peut entraîner une déviation de la jambe au même titre qu'un cal difforme et exubérant. Supposons, pour fixer les idées, qu'un trait de fracture ait détaché le condyle externe du corps de l'os, ce condyle opérera un mouvement d'ascension par exemple, entraînant avec lui le plateau tibial ; il en résultera un *genu valgum* pathologique. Que pour une cause ou une autre la fracture soit mal réduite et se consolide dans cette position vicieuse, le *genu valgum persistera* entraînant pour le blessé une infirmité plus ou moins marquée.

OBSERVATION XVIII

(Morestin, Société anatomique de Paris, 1900.)

Fracture mono-condylienne. *Genu valgum.* A Luzarches, un charretier tombe sous sa voiture et une des roues lui passe sur le genou gauche, produisant une fracture de l'extrémité inférieure du fémur et avec longue plaie de 15 centimètres à la partie interne du genou. Le blessé a été traité dans un petit hôpital de Seine-et-Oise ; il a pu recommencer à marcher au bout de deux mois de traitement. Mais la marche est défecfectueuse, le malade boite fortement et souffre beaucoup en marchant ; aussi, entre-t-il à Saint-Louis le 8 décembre 1899.

A l'examen, on constate : le genou gauche est très déformé et beaucoup plus volumineux que l'autre, le triceps est extrêmement atrophié, la jambe et la cuisse forment un angle obtus ouvert en dedans. Il y a un *genu varum* pathologique assez prononcé et un raccourcissement de 3 centimètres.

La flexion est très limitée et ne s'exécute que dans l'étendue de 30 degrés environ. On perçoit de gros craquements, surtout du côté interne, pendant ces mouvements.

Le fémur est gros, épais, irrégulier, augmenté de volume dans toutes ses dimensions. La rotule paraît saine.

Il y a actuellement des cals irréguliers, de l'hyperostose de l'arthrite sèche et une attitude vicieuse. Son état ne peut guère s'améliorer et paraît, au contraire, devoir empirer. L'ankylose vaudrait mieux que cette demi-mobilité inutile pour la marche, et qui sera une source indéfinie de souffrances.

On va essayer par une résection du genou d'amener cette ankylose. On se dispose à pratiquer l'opération, quand le blessé est pris d'influenza, il fallut ajourner l'intervention.

Le malade guéri de son influenza, fut pris de nostalgie et retourna dans son village. On ne l'a plus revu à Saint-Louis.

5° MOBILITÉ LATÉRALE. — Avant de passer à l'étude plus importante du raccourcissement, nous allons dire quelques mots de la mobilité latérale que l'on observe quelquefois à la suite des fractures de l'extrémité inférieure du fémur. Dans l'observation que nous avons recueillie dans le service de M. le professeur Poncet, dans celle de M. le médecin-major Batut (obs. XXIII), cette mobilité latérale existe, faible il est vrai, mais elle existe. Si, en serrant fortement d'une main l'extrémité inférieure de la cuisse, on imprime à la jambe des mouvements d'adduction ou d'abduction, on constate au niveau de l'articulation du genou, la possibilité de ces mouvements anormaux. On a donné pour les expliquer deux théories pathogéniques : la distension des ligaments par un épanchement articulaire considérable ou un trouble de nutrition des ligaments.

6° Raccourcissement. — Nous avons gardé pour la fin du chapitre, l'étude du raccourcissement, parce que c'est le résultat le plus habituel des fractures de cuisse.

Une fracture du fémur chez l'adulte est une lésion grave, elle nécessite un traitement prolongé et le raccourcissement est presque obligé. Hippocrate enseignait déjà que le raccourcissement ne pouvait être évité dans les fractures de cuisse. Malgaigne, dans son *Traité des fractures et luxations* porte aussi un pronostic sérieux : « Quand les fragments ne se sont jamais quittés, dit-il, il est facile de guérir les fractures du fémur sans raccourcissement ; mais, en dehors de cette condition, la chose est ni plus ni moins qu'impossible. » Nélaton a écrit de son côté : « Une fracture du fémur est toujours une blessure grave, en ce sens qu'elle exige un long séjour au lit et surtout à cause du raccourcissement de membre qu'il est impossible de prévenir d'une manière complète ». Ce qui est vrai pour la diaphyse de l'os l'est encore bien davantage pour l'extrémité inférieure, puisque le chevauchement est parfois considérable, l'engrènement des fragments si intense, que **toute** réduction est rendue de ce fait impossible.

Néanmoins, il ne faudrait pas croire que le raccourcissement est le résultat indispensable et fatal des fractures de l'extrémité inférieure du fémur. Avec les appareils perfectionnés dont on dispose aujourd'hui, on a le droit d'être moins pessimiste que les anciens chirurgiens. Du reste, les opinions ont un peu changé à ce sujet : « Autrefois, dit Trélat, tous nos maîtres en chirurgie répétaient à l'envie que la guérison des fractures du fémur, sans raccourcissement notable, était un mensonge ; le progrès pourtant s'est accompli, non pas toujours entièrement, il est vrai, mais avec un faible raccourcissement de 1 cm. 50 à 2 centimètres au plus dans les cas ordinaires. » (*Gazette des Hôpitaux* : Raccourcissement dans les fractures du col du fémur, 1886.)

Dans l'observation recueillie dans le service de M. le professeur Poncet, nous n'avons pas signalé le moindre raccourcissement.

Quelques statistiques rassemblées çà et là, nous donneront une idée de la fréquence de ce raccourcissement.

a) Statistique de Ricaud :

Fractures sus-condyliennes, 10 ; raccourcissements, 9.

Fractures sus- et intercondyliennes, 10 ; raccourcissements, 6.

Fractures monocondyliennes, 5 ; raccourcissement, 1.

b) Statistique de Hennequin :

Fractures intercondyliennes, 7 ; raccourcissements, 3.

c) Statistique d'Angelvin :

Fractures de l'extrémité inférieure du fémur, 11 ; raccourcissements, 3.

Les résultats manquent pour plusieurs observations.

d) Statistique de Hamilton :

Fractures sus-condyliennes, 14 ; raccourcissements, 13.

e) Statistique des observations de notre thèse. (Observations dont les résultats sont connus) :

Fractures sus-condyliennes, 8 ; raccourcissements, 7.

Fractures sus-condyliennes, 8 ; raccourcissement, 1,

Fracture monocondylienne, 1 ; raccourcissement, 1.

En résumé, le raccourcissement dans ce genre de fracture n'est pas fatal, nous avons vu des cas sans raccourcissement, mais il est très fréquent, particulièrement dans la variété sus-condylienne.

Quand nous avons signalé l'atrophie musculaire, parfois considérable, qui accompagne souvent ce genre de fracture, nous aurons épuisé la longue liste de complications. Nous allons maintenant aborder le chapitre du pronostic, le développement que nous avons donné au précédent nous permettra d'être plus bref sur celui-ci.

CHAPITRE V

PRONOSTIC

Les fractures de l'extrémité inférieure du fémur ont été longtemps considérées, par les anciens chirurgiens, comme des fractures d'une extrême gravité, entraînant parfois la mort ou nécessitant souvent l'amputation. Leur guérison, tout au moins une guérison convenable, paraissait impossible à obtenir et à l'époque ou Trélat écrivit sa magnifique thèse sur les fractures de l'extrémité inférieure du fémur, en 1855, il ne craignit pas d'écrire à leur sujet : « En présence d'une fracture du genou guérie, ne serait-on pas en droit de répéter la mémorable parole d'Ambroise Paré : « Je le pansais, Dieu le guérit. » Hamilton, dans son *Traité des fractures et luxations*, qui date pourtant de 1884, disait que l'ankylose devait être considérée comme la terminaison la plus favorable dans les fractures sus- et intercondyliennes. On le voit, à une époque encore relativement rapprochée de nous, il semble que les ressources de la science soient impuis-santes à rendre au genou fracturé l'intégrité plus ou moins complète de ses mouvements. La longue série des complications que nous avons passées en revue, la gravité et la fréquence de quelques-unes sont bien faites pour assombrir le pronostic.

Autrefois les amputations et les morts à la suite de fractures du genou étaient extrêmement fréquentes. Mais cette gravité ne doit point nous étonner, si l'on songe qu'à cette époque toute menace de gangrène, toute arthrite du genou étant considérées comme mortelles ; on pratiquait des amputations immédiates, d'une façon hâtive, ajoutant au shock traumatique un shock opératoire souvent intense. L'antisepsie était encore peu connue et les blessés récemment amputés de leur cuisse succombaient bien souvent à la septicémie, ou épuisés par une suppuration abondante. Les appareils imparfaits maintenaient mal les fragments qui reprenaient leur position anormale, amenant ainsi une pseudarthrose ou un raccourcissement plus ou moins marqué.

Aujourd'hui, grâce aux progrès de la méthode antiseptique rigoureusement appliquée, grâce à la chirurgie conservatrice et aux appareils perfectionnés dont on dispose, on peut lutter contre les complications, enrayer leur développement, permettre une exacte coaptation des fragments et empêcher ainsi, dans une certaine mesure, l'ankylose et le racourcissement.

Actuellement, quoique les cas de mort soient exceptionnels (deux de nos observations) et les amputations rares, nous n'hésiterons pas à reconnaître à ces fractures une certaine gravité. Souvent, malgré les soins du chirurgien, malgré les appareils les meilleurs et les mieux appropriés, les résultats ne sont pas parfaits.

Le blessé a la jambe un peu raccourcie, le cal est

exubérant, la raideur plus ou moins intense. Toutefois, vu la gravité des complications toujours possibles et le voisinage immédiat de l'articulation, nous pensons qu'il ne faut pas être trop exigeant et qu'un léger raccourcissement même de 2 centimètres, compensé par une inclinaison du bassin, corrigé par une semelle de chaussure surélevée ; une possibilité relative des mouvements permettant la marche sans canne ni béquilles, doivent encore être considérés comme de beaux résultats. La restitution *adintegrum* complète de la fonction, comme dans une simple fracture du radius, devra toujours être le but du chirurgien, parce qu'il faut toujours tenter plus pour obtenir moins, mais elle ne doit que bien rarement être espérée.

En présence d'une fracture de l'extrémité inférieure du fémur, surtout si l'articulation est intéressée, le chirurgien doit toujours réserver son pronostic, et il serait presque téméraire d'annoncer au blessé l'intégrité absolue de son membre après consolidation.

Nous avons pu recueillir quelques observations qui donneront une idée des résultats assez satisfaisants que l'on peut obtenir quelquefois.

OBSERVATION XIX

(Recueillie dans le service de M. le professeur Poncet.)

A. B., trente et un ans, tulliste, entre à l'Hôtel-Dieu de Lyon, le 2 octobre 1901, dans le service de M. le professeur Poncet, salle Saint-Philippe, lit n° 16.

Le blessé est tombé, le 2 octobre au matin, d'un échafaudage de 3 m. 50 de haut. Il est tombé sur le genou gauche, il a essayé de se relever sans pouvoir y arriver. On l'a apporté directement à l'Hôtel-Dieu.

Le blessé ressent une douleur très vive au niveau du genou gauche, le genou est très gonflé et déformé. La jambe est en adduction forcée, le malade ne peut détacher le talon du plan du lit.

L'interne de garde redresse la jambe et met le membre dans une gouttière après réduction de la fracture.

3 octobre. — On enlève la gouttière, on examine le membre et on porte le diagnostic de fracture en T de l'extrémité inférieure du fémur gauche.

Depuis la veille il s'est formée une vaste ecchymose occupant la région postéro-inférieure de la cuisse.

On installe un appareil de Tillaux avec une traction de 3 kilogrammes.

Deux jours plus tard on ajoute 1 kilogramme. Le malade ne souffre pas. Le genou désenfle peu à peu.

L'appareil de Tillaux est enlevé le vingt-septième jour.

On constate que la fracture est consolidée. Le malade est alors conduit à la radiographie, le diagnostic de fracture sus- et intercondylienne est confirmé.

Quelques jours plus tard on commence les massages, on les espace d'abord, puis on arrive à leur en faire tous les jours une séance. On lui fait également de la mobilisation.

Antécédents a) *Héréditaires.* — Père mort d'une affection de poitrine à quarante-neuf ans. Mère vivante et bien portante.

b) *Personnel.* — Jamais de maladies dans l'enfance. Pas de tuberculose ni de syphilis. Le blessé accuse seulement des habitudes d'alcoolisme.

Etat actuel. — Nous examinons le malade le 5 décembre 1901. Nous constatons comme signes objectifs :

Le genou gauche, siège de la fracture, est élargi dans le sens de la largeur et davantage encore dans le sens antéro-postérieur. Le creux poplité est complètement effacé. Les méplats ont disparu sur les bords de la rotule. A la palpation, on remarque

que les condyles sont volumineux, leur diamètre antéro-postérieur est surtout exagéré.

Pas d'irrégularités, pas d'hyperostose à leur surface. La rotule
est peu mobile. Légère atrophie des muscles de la jambe. La
cuisse gauche paraît, au contraire, un peu plus volumineuse que
la droite.

Mensurations. — La mensuration pratiquée de l'épine iliaque
antéro-supérieure à la pointe de la rotule donne à gauche comme
à droite 48 centimètres.

Circonférence du genou au niveau du milieu de la rotule
D. 35, G. 40 1/2.

Le dessin de la rotule : D. 33, G. 40.

A 20 centimètres au-dessus de la rotule : D. 41. G. 42.

Très léger varus.

Signes subjectifs et fonctionnels : Pas de douleur spontanée
ni à la pression.

L'extension complète est impossible. La flexion limitée à
35 degrés environ.

Légers mouvements de latéralité au niveau de l'articulation.
Quand on fait exécuter des mouvements de flexion à la jambe
blessée en maintenant une main au niveau du genou, on sent
des craquements assez intenses.

Le blessé marche bien avec des béquilles, mais n'a pas encore
essayé de marcher seul.

OBSERVATION XX (résumée).

(Chalot, thèse de Ricaud, Toulouse 1895).

P... Camille, soixante-quatorze ans, cultivateur.

19 novembre 1894. — Renversé, par un omnibus, a la cuisse
gauche prise sous le véhicule. Transporté à l'hôpital le même
jour, on constate:

Léger épanchement au niveau du genou, douleur vive au
dessus de la rotule. Rotation du pied en dehors, impossibilité de
détacher le talon du plan du lit. Sur le côté externe, à 5 centimètres des condyles, petite plaie non pénétrante. Crépitation

très nette au-dessus du genou. Le membre est mis en gouttière.

Le lendemain à la visite, le malade est examiné de nouveau, on peut se rendre compte assez exactement de la direction du trait de la fracture. Ce dernier part du bord externe à 8 centimètres de l'extrémité inférieure du condyle, se dirige obliquement en bas et en avant et arrivé vers la partie moyenne se porte transversalement en dedans. Le fragment supérieur est légèrement déplacé en dedans et en avant. La rotule est intacte et à sa place.

Pendant qu'un aide fixe lethorax, on pratique l'extension de la jambe, afin d'obtenir la réduction et une coapptation parfaite des fragments. On applique ensuite une gouttière plâtrée s'étendant de la région métatarso-phalangienne à la crète iliaque entourant le pied fléchi à angle droit, la jambe et la cuisse dans les 9/10e seulement de leur circonférence. On pratique une fenètre à l'appareil, afin de pouvoir panser la plaie, qui siège au côté externe. Les jours suivants le malade est pris de phénomènes généraux graves, mais d'assez courte durée, adynamie, inappétence, fièvre légère. Pas de changement du côté des orteils.

A partir du 27 janvier, l'état général devient satisfaisant. Le malade garde son appareil pendant deux mois et demi. Le 2 février, la consolidation est complète, on imprime quelques mouvements à l'articulation pour éviter les raideurs. Le cal n'est pas volumineux. Un peu d'arthrite sèche se traduisant par des craquements au-dessus du genou quand on imprime à l'articulation des mouvements de flexion, et une légère douleur accusée par le malade.

Le 26, celui-ci commence à se lever, on le soutient pour lui faire faire quelques pas. Ces exercices de même que les mouvements de flexion du genou, sont renouvellés tous les jours.

Le 15, la marche devient assez facile à l'aide de béquilles. Les mouvements de flexion augmentent chaque jour, les craquements diminuent dans l'articulation.

3 mars. — Le malade marche sans appui. Il ne persiste qu'une légère déviation du pied en dedans et un peu de claudication. Raccourcissement de 2 cm. 5 seulement,

Le lendemain, 4 mars, le malade demande à sortir de l'hôpital
Il est revu depuis. Son état s'améliore de jour en jour, la marche est facile, les mouvements revenus en grande partie.

OBSERVATION XXI (résumée)

(Péan, *Leçons de clinique chirurgicale.)*

D. Ed..., quarante-sept ans, encaveur, entré le 29 septembre,
1883, salle Nélaton. Il a été renversé par une pièce de vin qui
lui a passé sur la cuisse gauche et n'a pu se relever.

Impotence du membre. Rotation légère du pied en dedans.
Fracture oblique en bas et en avant, siégeant à 4 centimètres
au-dessus du condyle, saillie en avant du fragment supérieur.
Réduction. Appareil plâtré.

5 novembre. — Nouvel appareil, enlevé le 20 décembre. Consolidation avec 1 centimètre de raccourcissement.

OBSERVATION XXII

(Péan, *Leçons de clinique chirurgicale).*

L..., six ans et demi, tombe le 2 juillet 1884 d'une hauteur de
3 à 4 mètres. Le genou gauche porte sur une pierre. A son entrée à l'hôpital on constate une fracture siégeant immédiatement
au-dessus des condyles.

Léger raccourcissement. Epanchement au niveau de l'articulation. Compresses résolutives.

4 juillet. — Appareil plâtré et extension continue avec un
poids de 1 kilogramme.

7 juillet. — Nouvel appareil avec poids de 1500 grammes.

10 août. — Consolidation parfaite. Pas de raccourcissement,
le pied est légèrement en abduction.

Observation XXIII *(Voir plus loin, p. 74.)*

D'après les quelques observations qu'on vient de lire, on voit que si les résultats ne sont pas parfaits, les malades s'en tirent avec un léger raccourcissement, une légère raideur, mais ils conservent leur membre.

Ces résultats fonctionnels leur permettront, dans la la plupart des cas, de vaquer à leurs occupations ordinaires, de continuer l'exercice de leur profession, si celle-ci ne demande pas trop de vitesse ou d'agilité. Un malade traité par Walther pour une fracture intercondylienne guérit assez bien pour reprendre son métier de parqueteur.

Nous avons vu au commencement du chapitre le pronostic des fractures de l'extrémité inférieure du fémur en général, voyons rapidement le pronostic particulier à chaque variété.

La variété monocondylienne paraît à première vue avoir le pronostic le plus favorable, et on le comprend facilement, si l'on songe que c'est la variété dont la lésion est la moins étendue et dont les complications sont les plus rares. La réduction est généralement facile à obtenir et l'on peut dire que, dans les cas simples, la guérison est presque la règle, sans que l'on puisse cependant assurer l'intégrité complète des mouvements. Trélat considère leur pronostic comme bénin relativement aux autres variétés. Sur 6 cas réunis par Ricaud dans sa thèse inaugurale, nous trouvons :

6 fractures. monocondyliennes
{
1 amputation ;
2 guérisons avec flexion limitée ;
3 guérisons plus ou moins complètes, *genu valgum*, dans 1 cas.
}

Le pronostic de la variété sus et intercondylienne
est plus grave, et ce n'est que dans la minorité des cas
que l'on obtient une guérison satisfaisante, permettant
l'usage du membre. Ce qui fait la gravité de ces fractures, c'est que l'articulation du genou étant forcément intéressée, un épanchement séreux ou sanguin ne
tarde pas à s'y montrer. La transformation purulente
de cet épanchemeut ou la pyoarthrite d'emblée n'est
pas excessivement rare, et c'est une complication des
plus redoutables. Si nous ajoutons à cela la difficulté
de réduire exactement la fracture, de rapprocher les
condyles écartés, la possibilité d'un cal exubérant et
vicieux, nous comprenons que la guérison soit rare et
le plus souvent incomplète.

Voici les résultats d'une statistique de Trélat (*Archives générales de médecine 1854*).

18 fractures sus- et intercondy.
- 7 morts.
- 1 amputation.
- 6 raccourcissements avec ankylose
- 4 guérisons plus ou moins parfaites

On le voit, le tableau n'est pas rassurant, mais les
observations de Trélat sont, pour la plupart, très anciennes, antérieures à l'antisepsie; le pronostic, nous
l'avons dit plus haut, est moins grave aujourd'hui.

Les fractures sus-condyliennes tiennent le milieu
pour la gravité entre la variété précédente et la variété
monocondylienne. Mais si l'intégrité de l'articulation
est plus souvent respectée, d'autres complications d'une
autre nature viennent assombrir le pronostic. Parmi
ces complications, citons la perforation des muscles et

des téguments par le fragment supérieur, perforation qui, outre qu'elle expose à l'arthrite et au phlegmon périarticulaire, rend la réduction difficile, quand elle ne nécessite pas la résection du fragment osseux. La gangrène est une complication plus redoutable encore, entraînant parfois la perte du membre. Le renversement en arrière du fragment inférieur dans la fracture de Boyer, est une disposition essentiellement favorable à la compression ou à la lésion de l'un des vaisseaux poplités.

Sur 13 observations de fractures sus-condyliennes réunies par Ricard, nous trouvons :

	2 morts.
	1 amputation.
13 fractures	3 raccourcissements ou ankylose.
sus - condyliennes	6 raccourcissements avec mouvements très incomplets.
	1 guérison complète.

L'ensemble de ces résulats nous montre qu'il est particulièrement difficile dans cette variété d'éviter le raccourcissement.

CHAPITRE VI

Nous venons de voir les complications qui assombrissent le pronostic de ces fractures et les résultats souvent désastreux qui font des blessés des infirmes et des impotents. Nous allons maintenant passer brièvement en revue les différents modes de traitement, et nous verrons si nous pouvons donner la préférence à l'un ou à l'autre. Nous supposerons d'abord un cas simple, puis nous verrons le traitement à opposer à quelques-unes des complications.

1° Traitement d'un cas simple: La réduction n'a rien de spécial ici, ce sont les mêmes procédés que pour les autres fractures avec quelques modifications de détails ; c'est ainsi que Boyer recommandait dans les fractures sus-condyliennes de refouler avec le poing introduit dans le creux poplité le fragment inférieur basculé en arrière. Bryant, a une fois sectionné le tendon d'Achille pour une fracture de la base des condyles et il recommandait cette section pour tous les cas. Le Dr Morris, de Harvard, cité par Hamilton, a répété l'opération de Bryant, dans un cas où la fracture séparait à la fois l'extrémité inférieure de l'os de la diaphyse et les deux

condyles l'un de l'autre, l'opération eut un plein succès. Malgaigne recommandait la réduction dans la
flexion, non pour redresser le fragment inférieur, car
Malgaigne n'admettait pas la fracture de Boyer, mais
afin de mieux dégager le fragment supérieur du muscle triceps crural, dans lequel il pénètre quelquefois.

Dans les fractures monocondyliennes ou intercondyliennes, on coaptera aussi exactement que possible les
deux fragments car, si dans la variété sus-condylienne, une exacte coaptation est nécessaire pour parer
au raccourcissement, dans ces deux dernières variétés, il
faut, de plus, rendre à la trochlée-fémorale sa forme
primitive dans la mesure du possible pour permettre
après la consolidation une mobilité suffisante.

Dans certains cas de fractures monocondyliennes
exposées, on a fait quelquefois la résection des condyles
fracturés. M. le professeur agrégé Siraud a pratiqué une
intervention de ce genre en 1898, nous en ignorons
les résultats.

S'il n'est pas toujours facile de réduire ces fractures
de l'extrémité inférieure du fémur, à cause des dépla-
cements énormes des fragments, de leur engrènement
réciproque et des modifications profondes que le traumatisme apporte à la région, il est peut-être plus difficile encore de les maintenir réduites. Il serait fasti-
dieux et long de passer en revue tous les instruments et
appareils employés jusqu'ici. Actuellement, trois appareils d'immobilisation se partagent la faveur des chirurgiens ; l'appareil plâtré, l'extension dans la rectitude
avec l'appareil de Tillaux, l'extension dans la flexion
avec l'appareil de Hennequin.

Chacun de ces appareils a ses partisans ; parmi les
observations que nous citons ayant amené des résultats
satisfaisants, un cas a été traité par l'appareil plâtré,
toutefois cet appareil a perdu du terrain, on lui repro-
che de permettre le déplacement des fragments et d'entraîner par là du raccourcissement. L'appareil en
flexion d'Hennequin et l'appareil de Tillaux sont,
pour ainsi dire, les deux seuls appareils à extension
employés aujourd'hui. Certains chirurgiens tiennent
pour le premier, les autres pour le second. Ce sont eux,
en effet, qui donnent le moins de raccourcissement.
Pour le malade, que nous avons vu chez M. le professeur Poncet, c'est l'appareil de Tillaux qui fut employé :
le raccourcissement est nul et l'ensemble des résultats
est satisfaisant. Son grand avantage est d'être simple,
de ne nécessiter pour son installation que des pièces à
la portée de tous les praticiens, aussi bien dans la
clientèle hospitalière que dans la clientèle privée. Cet
appareil est trop connu pour que nous entrions dans
les détails de son installation. Dans la grande majorité
des cas, un poids de 3 ou 4 kilogrammes nous suffira
pour assurer l'extension, le poids du corps fera la
contre-extension ; on l'aidera en surélevant légèrement
les pieds du lit. L'appareil devra être laissé en place
jusqu'à ce qu'on ait obtenu une consolidation suffisante,
on ne devra pas prolonger trop longtemps cette immobilisation, sous peine de voir quelquefois s'établir de
la raideur ou une demi-ankylose ; pour le malade qui
fait le sujet de l'obs. XIX, l'appareil a été laissé vingt-
sept jours. Dès que l'appareil sera enlevé, on pourra
commencer des séances de massage et de mobilisation

pour rendre à l'articulation du genou ses mouvements normaux. Dans le cas de fractures sus- et intercondyliennes, il sera bon, pour corriger l'écartement des condyles, d'appliquer autour du genou un bandage articulaire modérément serré.

Les fractures de l'extrémité inférieure du fémur ont encore bénéficié d'un autre genre de traitement préconisé par M. Lucas-Championnière : le massage et la mobilisation. Les manœuvres consistent en frolements ou effleurements par application simple de la main ou des doigts, en frictions plus ou moins énergiques, en mouvements communiqués aux articulations dans différents sens. Le massage a une action mécanique qui est due à des effets de compression douce et répétée, il produit en outre des excitations de la fibre musculaire qui empêche son atrophie et sa dégénérescence graisseuse (Cl. Bernard). Il a enfin une heureuse influence sur la circulation du membre et hâte les phénomènes de résorption des liquides épanchés, tout en activant la formation du cal.

Ce traitement que Lucas-Championnière, Tilanus, d'Amsterdam et avec eux Terrier, Reclus et d'autres chirurgiens veulent appliquer à toute fracture semble, d'après son auteur, convenir spécialement aux fractures qui nous occupent, quand les deux fragments se trouvent maintenus en bonne position sans déplacement bien accentué. Voici ce qu'écrit Lucas-Championnière à ce sujet : « Il n'est pas besoin d'insister sur la simplicité des suites d'une des lésions les plus redoutées des chirurgiens. Les fractures articulaires du fémur ont été, de tout temps, considérées comme donnant un

pronostic des plus fâcheux pour les fonctions ultérieu-
res du membre. En réalité, conduites par cette méthode nouvelle, elles ne compromettent plus les fonctions du membre ; la durée de leur traitement est
infiniment moindre que la durée du traitement pour
les fractures de la diaphyse fémorale. Ici, comme pour
tant d'autres fractures, une réforme courageuse dans
les méthodes acceptées changera du tout au tout les
conséquences du traumatisme. « J'estime qu'on doit
considérer que, pour cette fracture en particulier, une
grande conquête thérapeutique est faite et bien faite. »
M. Lucas-Championnière a, en effet, obtenu des
succès rapides avec cette méthode. Il cite deux observations de fractures intercondyliennes dans lesquelles
la souplesse du genou fut parfaitement conservée et
la marche resta excellente.

Dans un cas, il s'agissait d'un sujet chez lequel le
trait de fracture juste entre les deux condyles, permet-
tait un peu de mobilité avec assez de crépitation, pour
qu'aucune erreur ne fût possible. Le massage donna
des résultats si rapides, que, dès la troisième semaine,
le sujet faisait des essais de marche. Au bout de quatre
semaines, il marchait déjà convenablement.

La seconde observation a trait à un véritable écrasement du genou par un coup de pied de bœuf, le malade
marche au bout de quatre semaines. mais il a un cal
difforme que l'on est obligé de réséquer. Trois semaines
après cette nouvelle intervention, le malade fait de
nouveaux essais de marche et la restitution du genou
ad integrum, fut si parfaite que les mouvements du
genou revinrent avec une grande rapidité (obs. XVI).

Nous avons été témoin d'une guérison de ce genre dans le service de M. le médecin-major Batut à Desgenettes. Il s'agit d'un malade qui tombe de bicyclette. Son genou droit est énormément tuméfié, on ne constate pas de raccourcissement apparent, pas de mobilité anormale, ni de crépitation, la douleur est diffuse et très vive ; il y a une vaste ecchymose le lendemain et un épanchement abondant dans l'articulation. On ne pense nullement à une fracture, mais à une simple entorse du genou. On met le membre dans une gouttière en fil de fer et, au bout de quelques jours, on commence les massages et la mobilisation. Nous voyons le malade exactement un mois après l'accident. Nous le trouvons debout, il marche sans béquilles et sans difficulté, avec flexion limitée cependant.

OBSERVATION XXIII

(Due à l'obligeance de M. le médecin-major Batut.)

R. P. .., jeune soldat, 23ᵉ d'infanterie, entre à l'hôpital militaire Desgenettes, pour une contusion du genou gauche.

15 novembre. — Quelques jours avant son incorporation, il est tombé de bicyclette sur le genou gauche, sans qu'il puisse dire exactement dans quelle position. Il n'a pu se relever et a été transporté chez un pharmacien, qui lui a mis sur le genou des compresses et une bande. Son genou était déjà très gonflé. Il reste couché cinq jours chez lui et entre le 20 novembre à Desgenettes.

A l'examen, on constate : le genou gauche est très gonflé, ce gonflement s'étend depuis le plateau tibial jusqu'à la moitié de la cuisse. On aperçoit, du côté externe et postérieur, une large ecchymose remontant jusqu'à la partie moyenne de la cuisse. Du côté interne, petite ecchymose au-dessus du condyle interne. Pas de déviation de l'axe de la jambe.

A la palpation générale, on remarque une augmentation très sensible de la température du genou malade. On a une sensation très nette de liquide dans l'articulation.

La palpation détaillée ne provoque aucune douleur au niveau du tibia, la rotule est facile à sentir ; on ne réveille aucune douleur nette, sauf sur les condyles au niveau des insertions ligamenteuses, tant du côté interne que du côté externe.

A la mensuration, nous trouvons une grande différence au niveau des deux genoux. En prenant pour point de repère la ête du péroné, nous avons 37 centimètres du côté droit, 45 centimètres du côté gauche.

La cuisse est très gonflée, œdématiée, jusque vers l'union du quart supérieur avec les trois quarts inférieurs.

Du côté de la jambe, pas d'œdème, pas de gonflement ; on sent très bien battre la pédieuse, pas de trouble de la sensibilité. Articulation tibio-tarsienne normale.

Examen fonctionnel. — Le malade ne peut pas relever la jambe. Cependant, si on lève soi-même le talon, de façon à ce que l'axe de la cuisse forme, avec le plan du lit, un angle de 45 degrés, le malade peut faire quelques mouvements, ils sont très limités, mais non douloureux. On met le membre dans une gouttière en fil de fer, après avoir porté le diagnostic probable d'entorse du genou.

Antécédents héréditaires. — Père rhumatisant, mort à soixantequatre ans d'une néphrite. Mère bien portante ; trois sœurs bien portantes ; deux frères bien portants.

Antécédents personnels. — Pas de maladie grave dans l'enfance. Le malade ne tousse pas et n'a jamais toussé. Blennhorragie il y a trois ans, complètement guérie.

19 novembre. — Le blessé est radiographié, mais la radiographie ne donne aucun résultat.

21 novembre. — L'épanchement articulaire est très net, le choc rotulien se perçoit facilement. M. le médecin-major Batut

fait une ponction et retire 200 grammes de sang pur à la surface duquel nageaient quelques gouttes huileuses.

22 novembre. — Le genou étant beaucoup moins gonflé, on a pu faire un examen plus approfondi. Les méplats sont encore invisibles de chaque côté de la rotule, l'œdème de la cuisse subsiste. A la palpation on a encore la sensation très nette d'épanchement. On arrive beaucoup mieux sur les surfaces osseuses. La rotule est un peu déplacée en dehors, aucune solution de continuité de celle-ci. Le tibia ne nous présente rien de particulier, les condyles internes et externes sont moins douloureux. Les mouvements spontanés sont encore impossibles, nous trouvons des mouvements latéraux très marqués, plus accentués en dehors qu'en dedans.

24 novembre. — Nouvelle ponction qui donne 70 grammes de sang avec des gouttelettes huileuses. La douleur a beaucoup diminué, le gonflement empêche encore d'arriver sur les extrémités osseuses du fémur.

On fait des séances de massage et de mobilisation.

Peu à peu le gonflement diminue au niveau du genou ; on peut alors se faire une idée exacte de la lésion.

15 décembre. — Nous voyons le malade il est debout et marche avec des béquilles. Nous l'examinons

Le malade ne souffre plus du tout, mais à l'examen du genou, nous trouvons toujours l'articulation tuméfiée, les méplats ont disparu, le creux poplité est moins net que du côté opposé. On constate aussi un élargissement considérable dans le sens transversal au niveau des condyles.

A la mensuration nous trouvons, au niveau de la partie moyenne de la rotule, à gauche, 38 cm. 50 de circonférence, à droite, 34 cm. 50.

A 9 centimètres au-dessus de l'interligne gauche, 38 centimètres, à droite.

A la racine de la cuisse à gauche 44 ; droite, 53 ; au mollet gauche, 28 ; droit, 24.

La cuisse est encore œdématiée, les muscles semblent un peu atrophiés.

. La jambe, mesurée de l'épine iliaque antéro-supérieure à la pointe de la malléole externe, a 2 centimètres de moins à gauche qu'à droite.

L'extension complète est impossible, les mouvements de flexion assez limités augmentent de plus en plus; légers mouvements latéraux. Massage. Mobilisation. Electricité.

Actuellement, le malade marche sans béquilles.

Dans les trois cas que nous venons de citer, le déplacement était peu prononcé, un appareil n'était nullement nécessaire pour maintenir les fragments au contact. Malheureusement, les fractures sus-condyliennes du fémur à cause du grand déplacement des surfaces osseuses, à cause du mouvement de bascule du fragment inférieur dans le creux poplité, quand il existe, ne paraît pas être justiciable de ce traitement.; un appareil à extension est nécessaire, encore ne donne-t-il pas toujours de très bons résultats.

La suture du fragment a été pratiquée quelquefois ; dans un cas de Walther, elle a donné d'excellents résultats pour une fracture intra-condylienne.

Ce succès a fait le sujet d'une communication orale à la Société de chirurgie en 1895 ; le malade guérit d'une façon assez satisfaisante pour reprendre son métier de parqueteur.

Nous allons maintenant étudier sommairement les moyens thérapeutiques à opposer à quelques-unes des complications. Nous passerons sous silence les interventions que l'on est quelquefois obligé de pratiquer pour régulariser un cal difforme, redresser un membre ankylosé en flexion, supprimer une pseudarthrose, etc; l'étude de ces interventions nous entraînerait trop loin, nous ne verrons même que les principales complications : l'épanchement, la gangrène, l'irréductibilité, l'interposition musculaire entre les fragments.

Epanchement. — Quand l'épanchement articulaire sera considérable tel, qu'il soit séreux ou sanguin, on aura tout intérêt à le vider par la ponction. On supprimera par là une cause d'ankylose et on hâtera la guérison. Si, au bout d'un mois, le malade de M. le médecin major Batut a un cal solide, c'est en partie grâce aux ponctions précoces qui ont permis de retirer 270 grammes de sang de l'articulation. Bouilly conseille vivement de ponctionner dès le début l'épanchement articulaire avec un appareil à aspiration, si le liquide est en quantité notable dans la jointure ; « sa soustraction, dit-il, est favorable à la diminution des phénomènes, inflammatoires et douloureux, à la consolidation de la fracture et, par suite, aux mouvements ultérieurs du membre ».

Perforation des téguments. — Nous avons vu qu'il n'était pas rare de voir l'un des fragments, le plus souvent le fragment supérieur, perforer les muscles et les téguments et faire saillie à l'extérieur, nous avons vu aussi que ce fragment exubérant était cause souvent d'irréductibilité ; quelle sera donc la conduite du chirurgien dans un cas semblable ? Devra-t-il réséquer cette pointe osseuse ou essayer de la réduire quand même malgré les difficultés, sans être sûr d'y réussir ? Hamilton regardait cette résection comme très grave et préférait laisser courir à son malade les chances d'un défaut de consolidation ou une consolidation fibreuse. Tel ne paraît pas être l'avis des chirurgiens à l'heure actuelle, car, outre que la réintégration est presque toujours difficile sinon impossible, elle expose à l'infection et à la pseudarthrose par interposition musculaire. Nous avons dit en effet qu'il était bien difficile de faire franchir au fragment hernié la boutonnière musculo-aponévrotique à travers laquelle il sort et que le muscle perforé se trouvait de ce fait interposé entre les deux extrémités osseuses. Voilà qui milite en faveur de la résection. Après désinfection soignée et rigoureuse de la plaie, un coup de cisaille coupera net l'extrémité osseuse au niveau des téguments; quelques débridement permettront de faire rentrer le fragment de le juxtaposer à l'autre sans interposition musculaire et aussi exactement que possible. Cette résection fragmentaire et le débridement permettront au chirurgien d'aller se rendre compte de l'étendue des désordres, de vérifier la coaptation et surtout de pratiquer la désinfection du foyer. Des irrigations aseptiques laveront le foyer, entraîneront les caillots et étrangers et si, incertain les corps de son antisepsie, le chirurgien a à redouter la suppuration, un court et gros drain au point déclive se chargera du drainage.

A moins d'être très considérable, cette résection n'ajoutera pas grand'chose au raccourcissement. Le fragment est généralement taillé en bec de flûte, la partie réséquée n'empêchera pas les deux fragments de se toucher et le cal réparera la perte de substance.

Compression vasculaire. — Si la compression des vaisseaux poplités supprime les battements à la pédieuse et a la tibiale postérieure amenant une menace de gangrène, une réduction aussi exacte que possible, le redréssement du fragment inférieur basculé en arrière pourront peut-être conjurer les accidents, si les vaisseaux ne sont pas autrement blessés.

Dans tous les cas, quand la gangrène se sera déclarée, on devra s'abstenir d'amputation immédiate : l'observation d'Hamilton (obs. XI) et surtout celle de Péraire (obs. IX) plaident en faveur de cette manière de voir. Dans ces deux cas, la gangrène s'est circonscrite ; dans le premier, le blessé a conservé tout son membre ; dans le second, l'amputation a pu être pratiquée au tiers supérieur de la jambe au-dessous de la fracture du fémur consolidée ; une amputation primitive, au contraire, aurait nécessité l'amputation de la cuisse. On devra donc immobiliser le membre dans la mesure du possible, pratiquer une antisepsie rigoureuse. les incisions et les drainages que commanderont les circonstances, soutenir les forces du malade et abandonner le traitement à la nature qui se montre souvent plus avare que le couteau du chirurgien.

Interposition musculuaire. — En étudiant la pseudarthrose consécutive aux fractures de l'extrémité inférieure du fémur, nous avons vu quels étaient les signes qui nous permettaient de faire le diagnostic précoce d'interposition musculaire.

Ce diagnostic porté, quelle doit être la conduite du chirurgien ? doit-il intervenir de suite, supprimer la bride musculaire, lever l'obstacle à la coaptation, ou doit-il attendre plusieurs mois pour qu'une pseudarthrose se forme ?

A la Société des Sciences médicales de Lyon, séance du 20 décembre 1893, M. le professeur Pollosson

présenta un malade chez lequel une chute de 18 mètres
de hauteur avait déterminé une fracture sus-condylienne de l'extrémité inférieure du fémur. En essayant
de redresser la fracture, M. Pollosson s'aperçoit qu'il
existe, au niveau du trait de fracture, une mobilité
anormale très prononcée, en fléau, sans qu'il soit
possible de percevoir de crépitation. En présence de
ces signes le diagnostic d'interposition musculaire
est porté. Fallait-il intervenir de suite ou attendre ?
Le malade choisit le premier moyen: l'intervention eut
lieu, les deux fragments furent exactement coaptés,
sans sutures osseuses; le membre fut mis dans un appareil plâtré. Cinq semaines après, la consolidation était
complète, les mouvements de l'articulation étaient
simplement limités.

Les années suivantes, nous voyons d'autres chirurgiens intervenir d'une façon précoce, et avec succès
pour des interpositions musculaires, soit du membre
supérieur, soit du membre inférieur. (Rioblanc,
Congrès de chirurgie de 1894, séance du 13 octobre 1894. — Nélaton, séance du 13 juin 1894. —
Delorme, séance du 20 juin 1894.)

En 1896, M. de Bovis eut occasion d'intervenir
pour un cas du même genre dans les mêmes conditions. Nous ne saurions mieux faire que de reproduire
ici l'observation.

OBSERVATION XXIV

(De Bovis, *Gazette des hôpitaux*, 19 juillet 1898.)

V... E, quarante-huit ans, vigneron, entré le 29 août 1897 à l'hôpital de Reims.

28 août.— Il est tombé sur le côté gauche et ne peut préciser comment. Une fois à terre, il n'a pu se relever. Un médecin appelé porte le diagnostic de fracture du fémur gauche, au tiers inférieur.

30 août. — La cuisse présente un raccourcissement de 5 centimètres, elle présente une convexité externe au niveau de son tiers inférieur. Ecchymose jaune pâle à la partie antérieure et moyenne de la cuisse.

Pendant qu'on défait l'appareil, on sent à un moment, mais à un seul, une sorte de grosse crépitation. A partir de ce moment, toutes les tentatives, modérées, il est vrai, sont impuissantes à la reproduire.

Le gonflement est très modéré, le tour de la cuisse saine est de 41 centimètres, celui de la cuisse malade, 43 au niveau du foyer de fracture.

Au palper, on sent sous la peau un peu au-dessus de la rotule, une saillie osseuse. Pas d'hydarthrose. Le malade ne paraît pas souffrir beaucoup des divers examens ni de la pose de l'appareil. On applique un appareil de Tillaux avec une traction de 4 kg. 500.

3 septembre, — La traction est portée à 7 kilogrammes, la mobilité anormale est peu douloureuse.

7 septembre. — Le malade est vu par M. le professeur Decès, qui réussit à imprimer au membre une série de mouvements de 10 à 12 centimètres de rayon, sans sentir la moindre crépitation et sans éveiller de douleurs bien marquées.

Le diagnostic d'interposition musculaire fut donc accepté et

l'intervention immédiate décidée. La recherche du signe de
Hueter vint confirmer cette conviction.

1er septembre. — Opération. Incision de 12 centimètres à
l'union du tiers moyen et du tiers inférieur, de la face externe
de la cuisse. M. de Bovis décolle l'interstice du vaste externe
et du droit antérieur et tombe sur le fragment supérieur dont
la pointe est mousse. Immédiatement au-dessous de lui se trouve
un lit fibro-adipeux qui se continue avec le vaste externe
et le périoste du fragment inférieur et qui embrasse dans une
étroite boutonnière le fragment supérieur. La réduction essayée
à ce moment fut sans résultat.

On divise alors ce plan fibro-adipeux, le fragment inférieur
apparaît, remonté en dedans et en dehors du supérieur. On
peut, grâce à des tractions vigoureuses, le mettre dans le pro-
longement du supérieur ; il n'y a pas trace de cal.

Pour faciliter la coaptation. il fallut abattre un demi centimètre d'os sur la partie la plus saillante du fragment supérieur.

La gaine périostique fut suturée, puis la gaine aponévrotique
et enfin la peau.

Appareil à traction comme avant.

Le lendemain on put constater que les vibrations osseuses se
percevaient également des deux côtés, soit à la main soit à
l'oreille.

22 octobre. — Appareil à extension enlevé.

20 novembre. — Le malade se lève et marche. Massage Exeat
le 28 novembre, l'esthétique du membre ne laisse rien à désirer,
le raccourcissement n'atteint pas 1 centimètre.

De l'avis des maîtres que nous venons de citer, l'intervention précoce doit être préférée à l'intervention
tardive, car dans ce dernier cas, outre la perte de temps,
l'intervention est compromise par la raideur musculaire et l'atrophie musculaire et osseuse. L'opération
précoce permet de trouver des fragments assez nets,

qu'il n'est pas toujours besoin de réséquer ; dans l'opération de la pseudarthrose au contraire, on se trouve en présence d'un magma fibreux, de formations ostéophytiques qu'il faut réséquer abattre à la curette tranchante ce qui complique l'intervention. De plus. les os atrophiés par l'immobilisation ont perdu leur pouvoir ostéogénique, c'est encore là une circonstance qui milite en faveur de l'opération précoce.

Dans l'intervention pratiquée, par M. le professeur A. Pollosson, comme dans celle de M. de Bovis, la suture osseuse n'a pas été faite, et cela ne paraissait nullement nécessaire, les fragments ayant pu être rapprochés au contact. Hennequin, après avoir étudié longuement dans la *Revue de chirurgie de 1892* la suture osseuse, la croit presque toujours inutile, sinon nuisible : « l'écartement infranchissable au cal osseux, dit-t-il ; telle est la principale, l'unique indication de la suture osseuse. »

CONCLUSIONS

—————

1. Les fractures de l'extrémité inférieure du fémur sont sus-condyliennes, monocondyliennes, ou à la fois sus et intercondyliennes ; elles sont ouvertes ou fermées, l'articulation est presque toujours intéressée.

II. Elles exposent à un grand nombre de complications.

a) Immédiates : ouverture de l'articulation, perforation des téguments, lésions vasculaires, irréductibilité.

b) Médiates et éloignées : arthrite, hémorragies secondaires, gangrène du pied et de la jambe, lésions nerveuses, pseudarthrose, ankylose, cal vicieux, raccourcissement.

III. Si leur pronostic est moins grave qu'autrefois, il est encore loin d'être excellent au point de vue des résultats fonctionnels.

IV. Lorsqu'il n'y a pas beaucoup de déplacement, qu'il y a engrènement des fragments sans grand raccourcissement, le massage et la mobilisation précoces semblent pouvoir donner de bons résultats.

Mais quand il y a déplacement étendu, un appareil à extension est nécessaire pour parer au raccourcissement.

Quand l'épanchement articulaire est considérable il paraît indiqué de le retirer par une ponction.

S'il y a gangrène, il faudra s'abstenir d'amputation immédiate, laisser la gangrène se circonscrire et amputer plus tard au-dessous de la fracture du fémur consolidée.

Quand un fragment ayant perforé les téguments ne pourra être réduit, on le réséquera sous le couvert de la plus grande antisepsie.

Enfin. dans le cas d'interposition musculaire diagnostiquée dès le début, on pourra intervenir de suite plutôt que de laisser se former une pseudarthrose ou de s'exposer à une non-consolidation.

BIBLIOGRAPHIE

Angelvin, La fracture de Boyer (thèse de Paris 1893).

Annandale, The Lancet, vol. II, 1887, p. 17.

Béranger-Féraud, Fracture non consolidée et pseudarthrose, Paris 1871.

Berger, Arthrite du genou et épanchement articulaire consécutifs aux fractures du fémur (thèse de Paris, 1873).

Bompart, Fractures sus-condyliennes du fémur (thèse de Paris, 1873).

Bouilly, Traité de pathologie externe, t. IV.

Bouisson, Union médicale, 1850, p. 481.

Bovis (De), Fracture de l'extrémité inférieure du fémur. Interposition fibreuse, intervention précoce (Gazette des Hôpitaux, 19 juillet 1898).

Braun, Fracture monocondylienne transversale du fémur (Congrès des chirurgiens allemands, 1889).

Bruns, Deutsche Chirurgie 1896.

Burr, Encyclopédie de chirurgie, t. IV, p. 197.

Chavasse, Traité de petite chirurgie.

Chuquet, Lésion vasculaire, suite d'une fracture de l'extrémité inférieure du fémur (Bulletin, Société anatomique 1877, p. 105).

Coural, Archives générales de médecine, t IX.

Delens, Archives générales de médecine, 1884. Fracture sus-condylienne avec perforations des téguments, résection, guérison.

Delorme, Congrès de chirurgie, séance du 20 juin 1894.

Duplay et Reclus, Traité de pathologie externe.

Duret. Société de biologie, 1856.

Follin, Société de chirurgie, 1857.

Follin et Duplay, Traité de pathologie externe, t. II.

Forgues et Reclus, Thérapeutique chirurgicale, t. I.

Gosselin, Racourcissement dans les fractures du fémur (Gazette des Hôpitaux, 20 juillet 1882, Société de chirurgie, 1858).

Gros, Traité de pathologie externe, t. III.

Hamilton et Poinsot, Fractures et luxations 1884.

Hennequin, Fractures du fémur 1877.

— Revue de chirurgie 1885, 1886, 1888.

— De la suture des os longs (Revue de chirurgie, 1892).

Hutin-Lecomte, Union médicale, 1859, t. I, 135.

Jourdan, Complications vasculaires des fractures de la cuisse, thèse de Paris, 1873.

Kirmisson, Presse médicale, décembre 1901, Société de chirurgie 18 décembre 1901. Lésions vasculaires et nerveuses à la suite d'un décollement de l'extrémité inférieure du fémur.

Lauenstein, Lésion nerveuse à la suite d'une fracture de l'extrémité inférieure du fémur (Centralblatt für Chirurgie 1882, t. I, p. 825).

Leboeuf, Indications thérapeutiques et traitement des fractures de la diaphyse du fémur (thèse de Paris, 1898).

Lefort, Séance Société de chirurgie, 15 juin 1870.

Le Dentu et Delbet, Article de Rieffel sur les fractures, Traité de pathologie externe, t. II.

Lucas-Championnière, Traitement des fractures par le massage et la mobilisation, 1895.

Malgaigne, Traité des fractures et luxations.

Markoé, New-York Journal, 1859.

Mazel, Journal de médecine et de chirurgie pratique, 1865.

Miquel, Thèse de Bordeaux, 1894.

Morestin, Fracture articulaire du genou, attitude vicieuse et arthrite sèche consécutive (Bulletin Soc. anatomique de Paris, 1900, II, 617).

Nélaton, Congrès de chirurgie, 1894, séance du 13 juin.

Nepveu, Fractures sus-condyliennes du fémur, thèse de Paris, 1873.

Packand, Encyclopédie de chirurgie, t. IV, p. 127.

Péan. Leçons de clinique chirurgicale.

Pérraire, Gangrène du pied et de la jambe, suite d'une fracture du genou, amputation tardive (Revue de chirurgie, 1889).

Piquant, Fracture sus et intercondylienne du fémur, pyo-arthrite, amputation (Société anatomique de Paris, 1900).

Polosson (A), Fracture de l'extrémité inférieure du fémur, intervention précoce. (Société des Sciences médicales de Lyon, séance du 20 novembre 1893 et Province médicale, 1893, p. 609).

Reclus, Traité de pathologie externe t. I, Clinique chirurgiçale de la Pitié, 1894. p. 543.

Rhen, Fracture monocondylienne transversale (Congrès des chirurgiens allemands, 1889).

Ricaut, Contribution à l'étude des fractures de l'extrémité inférieure du fémur, (thèse de Toulouse, 1895).

Richet, Société de chirurgie 1859.

Rioblanc, De l'intervention précoce dans les fractures non conso lidées de l'humérus (Congrès de chirurgie de 1894, séance du 13 octobre).

Soulé, Gazette des hôpitaux, 1857.

Syme, The Lancet, I, 1883, 174.

Spillmann, Dictionnaire Sciences médicales.

Testut, Traité d'anatomie humaine, t. III.

Tillaux, Anatomie topographique (Congrès de chirurgie, 1888).

Trélat, Les fractures de l'extrémité inférieure du fémur (thèse de Paris 1875.

— Archives générales de médecine, 1854.

— Raccourcissement dans les fractures du fémur (Gazette des hôpitaux, 1886).

Trèves, Bristish Medical Journal, 1883.

Verneuil, Séance de la Société de chirurgie, 1857.

Walther, Fracture compliquée de l'extrémité inférieure du fémur gauche sus et intercondylienne, arthrotomic, suture des condyles, guérison (Bulletin Société chirurgie, 1895).

TABLE

LYON. — Imp. A. REY, 4, rue Gentil. — 28568.

www.ingramcontent.com/pod-product-compliance
Ingram Content Group UK Ltd.
Pitfield, Milton Keynes, MK11 3LW, UK
UKHW031835170726
13836UKWH00004B/1700